重庆市医学与社会发展研究中心资助

U0318177

我国基本公共卫生服务公平研究

——基于全民健康覆盖视角

重庆大学出版社

图书在版编目(CIP)数据

我国基本公共卫生服务公平研究:基于全民健康覆盖视角／陈菲著. --重庆:重庆大学出版社,2022.1
ISBN 978-7-5689-3033-8

Ⅰ.①我… Ⅱ.①陈… Ⅲ.①公共卫生—卫生服务—研究—中国 Ⅳ.①R199.2

中国版本图书馆 CIP 数据核字(2021)第 239381 号

我国基本公共卫生服务公平研究
——基于全民健康覆盖视角
WOGUO JIBEN GONGGONGWEISHENG FUWU GONGPING YANJIU
——JIYU QUANMIN JIANKANG FUGAI SHIJIAO

陈 菲 著
策划编辑:张慧梓
责任编辑:许 璐 版式设计:胡 斌
责任校对:王 倩 责任印制:张 策
*
重庆大学出版社出版发行
出版人:饶帮华
社址:重庆市沙坪坝区大学城西路 21 号
邮编:401331
电话:(023) 88617190 88617185(中小学)
传真:(023) 88617186 88617166
网址:http://www.cqup.com.cn
邮箱:fxk@ cqup.com.cn(营销中心)
全国新华书店经销
重庆升光电力印务有限公司印刷
*
开本:720mm×1020mm 1/16 印张:6.75 字数:124 千
2022 年 1 月第 1 版 2022 年 1 月第 1 次印刷
ISBN 978-7-5689-3033-8 定价:48.00 元

序

　　将健康融入所有政策,关注和改善健康公平,让全体人民公平获得、享有公平可及、系统连续的健康服务是我国卫生事业长期以来努力的方向。无论是 20 世纪人类健康的进步还是 2020 年新冠疫情的应对,都反映了公共卫生服务在国家社会经济发展、政治及宏观经济的稳定性方面具有不可忽视的作用和不可取代的贡献。公共卫生服务承担着维系最大多数人群健康的重任,没有全民健康,就没有全面小康,将基本公共卫生制度作为公共产品向居民免费提供,是实现健康公平、彰显社会主义公平正义的重要举措。以疾病预防和健康促进为重点内容的基本公共卫生服务是实现全民健康覆盖的基础,高度契合全民健康覆盖的实践方向,基于全民健康覆盖框架下展开基本公共卫生公平研究具有较强的现实意义。

　　基本公共卫生服务致力于均等化提供目标,目前已经实现了服务提供的规范要求和费用的全覆盖,在卫生服务领域已是相对公平性较好的公共服务之一。但由于中国城乡二元经济格局、公共卫生资源有限等原因,城乡之间、不同经济发展水平区域之间和不同社会经济特征人群之间利用基本公共卫生服务的情况以及由此导致的健康结局的差异客观存在,中国基本公共卫生服务均等化实践过程中存在的不公平现象仍然值得我们去关注和研究。因此,本书尝试基于全民健康覆盖构建基本公共卫生公平理论框架,选择与居民关系最为密切的基层作为切入点,对基本公共卫生的公平问题展开系统研究。全文分为三个部分,一是构建了基本公共卫生服务公平理论框架。在学科基础理论与文献研究的基础上厘清基本公共卫生服务公平内涵和公平要素,根据全民健康覆盖内涵明确关键环节,构建基本公共卫生服务公平理论框架。二是展开基本公共卫生服务公平理论框架的应用研究。

利用现有的基本公共卫生服务相关数据,基于理论框架的财政投入覆盖、服务提供覆盖、人口健康覆盖三个维度展开公平分析并对影响公平的原因展开讨论。三是提升基本公共卫生服务公平的政策建议研究。从规制控制、组织控制、行为控制等方面提出增进基本公共卫生服务公平的对策建议,为政府相关部门实现科学化决策提供依据。系统地研究基本公共卫生公平问题,有助于认识基本公共卫生服务不均衡的客观差异,通过明确影响基本公共卫生不公平的关键因素,探讨消除导致不公平因素的措施和途径,对增进我国全民健康覆盖与健康公平具有现实意义。

作者从 2004 年至今一直从事公共卫生政策的教学与研究工作。在本书的撰写过程中,尽量做到将卫生政策知识体系的完整性与卫生服务实践应用的深入性相结合,研究内容结构的严密性和学术领域动态的前沿性相结合,一方面,希望为卫生领域的研究者提供基本公共卫生服务体系公平起点、过程、结果逻辑的系统性研究框架和多维理论工具;另一方面,可为实践领域的工作者优化基本公共卫生服务均等化政策提供参考和借鉴。

陈 菲

2021 年 11 月于重庆渝中

前　言

　　一个国家中不同群体或者不同地域间存在的健康差异一直以来备受关注。全球范围内不同国家或同一国家不同人群之间的健康状况存在明显差异,尤其在一些发展中国家,健康不公平现象突出。《2013 年世界卫生统计报告》显示,全球大约每 17 人中就有 1 人无法获得基本卫生服务;一些国家的产妇由专业卫生人员接生的最低比例仅有 10%,而孕产妇死亡率最低的国家这一比例则高达近 100%;贫困人群要比富裕人群早死亡 5～10 年,即便在同一国家的发达地区和落后地区之间,无残疾期望寿命也相差 13 岁。世界各国和地区间的健康不公平已达到非常高的水平且呈增加趋势,健康不公平与社会经济地位的关系密切,且这一态势并未随时间和空间的变化而改变。

　　消除不公平是人类的理想。为缩小国家内部不同人群、不同区域之间的健康差距,世界卫生组织(World Health Organization, WHO)提出实现全民健康覆盖(Universal Health Coverage)的卫生系统目标。全民健康覆盖旨在通过人群覆盖、服务覆盖和费用覆盖消除健康差异,在不同的群体内部促进公平的实现。实现全民健康覆盖这一目标的关键是确保每个人在需要的时候都能及时获得他们所需要的健康服务。许多国家的政府都在积极推行公共卫生服务公平性的政策与措施,尽量保障每一个社会成员享受到大致均等的公共卫生服务。将健康融入所有政策,关注和改善健康公平,让全体人民获得和享有公平可及、系统连续的健康服务是我国公共卫生事业长期以来努力的方向。

　　公共卫生服务承担着维系人群健康的重任,没有全民健康,就没有全面小康,将基本公共卫生制度作为公共产品向居民免费提供,是实现健康公平、彰显社会主义公平正义的重要举措。中国的基本公共卫生服务致力于均等化目标,力求缩小社会成员在服务提供与获得方面的差距,使人人都能获得最基本、最有效的公共卫生服务。全民健康覆盖和基本公共卫生服务在公平理念与实践方向上高度吻合。全民健康覆盖的核心就是公平,而现阶段我国基本公共卫生服务在促进全民健康覆盖、增进健康公平方面发挥着巨大作用,因此,全民健康覆盖视角下的基本公共卫生服务公平研究具有较强的现实意义。

目　录

第一章　基本公共卫生公平的内涵

第一节　公共服务公平

一、公平思想

古代公平正义思想的核心比较注重平均。古希腊著名思想家柏拉图（Plato）是系统阐述公平思想的第一人。他认为"公平意味着一个人应当做最适合他天性的职务"，而"恪守本分，各司其职"表达了基于现实无法绝对平等却又想保证个人利益的一种理想，因此他在《理想国》中描述了一个"资源公有、男女平权"的社会。在这样一个理想的国度里，人人地位平等、权利义务平等、生产生活平等，公平成了理想国的一抹亮色。

美国哈佛大学教授约翰·罗尔斯（John Rawls）认为公平应该满足机会平等和保证最不利者的最大利益两大原则。在他的公平新论中，那些拥有同等天资和能力并对这些天赋拥有同样使用意愿的人们应该有着一致的、相同的成功未来，无论他们的社会出身是什么，无论他们生来属于什么阶级，只要有着相对应的天赋能力，就应获得相同的成功前景。如果这种愿景能够成为现实，那么人人能获得的机会就是均等的，人人平等也就能成为现实。

在罗尔斯之后，美国著名法学家罗纳德·德沃金（Ronald Dworkin）在平等问题上进行了更深入的探讨。德沃金把他的平等理论称为"资源平等"，并集中关注某种形式的物质平等，正如他在《至上的美德：平等的理论与实践》中指出，平等的关切要求政府致力于某种形式的物质平等，即资源平等。德沃金用两个原则来支撑其资源平等理论：一是重要性平等的原则，即每个人的人生同等重要；二是具体责任原则，即每个人对其人生负有具体的和最终的责任。第一条原则意味着政府要采取某种法律或政策保证公民的命运不受到其经济背景、性别、种族、特殊技能或不利条件的影响；第二条原则要求政府在它能力所及的范围内，努力使公民的命运同他们自己做出的选择密切相关。

英国法学家米尔恩（A.J.M.Milne）认为公平是相同情况下的同样对待，差异情况下的不同对待，并且这种不同对待对应于相关的不同。他认为公平是人们不被按类来区分，应被一视同仁的对待，在法律上体现为人人平等。实质是在同种情况下得到相同的对待，意味着人们不因种族、经济背景等的不同而在同种场景中受到不同的对待，同时，在不同情况下又能得到合乎情理的差异对待。

印度学者阿马蒂亚·森（Amartya Sen）认为公平正义能发挥的最大作用在于基本能力的平等，并不是要求所有能力领域的完全平等。这种基本能力是什么呢？森把它称为可行能力，也就是一个人能够做一些基本的事情，比如维持基本生活的能力，只有自由实现不同生活方式的能力平等了，才是真正意义上的平等。对这种不同的生活方式，森提出了"功能性活动组合"这一概念，其实质是把生活中不同的活动，如吃穿住行等列成一个清单，清单上就是各种活动的组合。假如大家实现功能性活动的能力是相同的、程度是一致的，那么也就达到了可行能力的平等。

美国学者迈克尔·沃尔泽（Michael Walzer）提出多元分配正义思想，倡导复合公平。他认为复合平等的实质是某一领域的人不能利用本领域的善来谋求另一领域的善，它反对支配，要求自主分配，这样的社会才是平等的。沃尔泽的分配正义思想主要体现在四个方面：一是公民共享基础设施，这些基础设施不应由私人承管而应当交给国家和政府来建设和维护，基础设施由国家直接宏观调控才是正义的；二是国家初次分配应当遵循机会平等的原则，这也是提高效率和构建正义社会的前提，初次分配的对象包括政治权力、财富和职位等，竞争的掣肘是机会不平等，而机会平等为公平竞争提供良好的环境；三是国家作为政治共同体，有责任和义务照顾老、弱、病、残等弱势群体以彰显福利国家的本色，对于失去劳动能力的人来说，国家应当制定公共供给制度，扶危济贫满足他们的需要才是正义的；四是涉及所有人的事应该由大家一起决定，民主是运行权力的重要模式，权力运行是否得当对分配正义与否至关重要。在沃尔泽看来，政治领域必须遵循民主政治的原则。

美国行为科学家斯塔西·亚当斯（Stacy Adams）认为人的工作积极性与其对报酬的分配是否公平有关。亚当斯公平理论又称社会比较理论，是一种激励理论，这个理论的基本观点就是当一个人付出努力并取得报酬后，他不仅关注自己所获得报酬的绝对值,同时也关注自己所获得报酬的相对值,如果他认为自己和别人付出的是同等的努力,但别人获得的报酬却比他更多,那么这一比较结果就会直接影响他以后工作的积极性。

马克思(Karl Marx)认为公平是一个历史的现实概念,公平正义的实质是每个人自由而全面的发展,社会主义公平是要实现把工人劳动从资本奴役中解放出来、维护公众利益的目标。如教育、医疗、收入、社会保障等基本生活权益是人民生存的根本,保障这些基本权益是推动社会主义公平的起点。社会主义拥有发达的社会生产力、生产资料共同占有、个人消费品按劳分配,在这样发达的社会主义中体现的才是完整的公平,这种公平体现在政治、经济、文化等各个领域,但是在社会主义初具雏形阶段要想做到公平,则应满足个人的基本物质需要和人格尊严。

学者们对公平的讨论由于时代的不同,表达和解释的方法不同,对公平的理解各具特点。

二、公共服务公平

公共服务这一概念由德国著名经济学家阿道夫·瓦格纳(Adolf Wagner)提出,随后不断被丰富和完善。从公共产品的角度来看,公共服务和公共产品一样具有非排他性和非竞争性;从供给主体的角度来看,公共服务是由政府部门所提供的面向社会所有群体的服务,是政府的四大职能之一。实现公共服务均等化是满足人民幸福感、提高社会和谐程度的必经途径,但是在实现均等化的过程中,不应造成资源的浪费,更不应忽略个体之间的差异。同时,实现公共服务均等化是政府的义务,但是选择是否被均等化是所有个体的自由,这种自由应得到充分的尊重。

学者们普遍认为公共服务公平是指公民都有平等享受公共服务的权利,并从实质公平、权利公平、机会公平、结果公平、结构公平等方面进行了研究。玛格丽特(Marguerite)认为公共服务公平不是形式平等,而是实质平等,是对相对弱势或者处于不利地位的人给予区别对待以达到公平的结果。公共服务公平性的本质是通过结果平等来达到机会均等,尽量使全体社会成员大致均等地享有公共服务,应通过负担公平、供给公平、享有公平而实现的实质公平,这里的负担公平是指实现公共服务成本分担公平。公共服务是满足公众公共需要的公共性行为,需要资源的投入来满足各种公共需要,服务的整个过程中都涉及成本。成本分担的主体是政府和公众,政府和公众间分担的公平与否直接关系到公共服务公平性能否实现。供给公平则是政府提供公共服务的公平。政府合理的投入、有效的转移支付机制都是强化供给能力、实现供给公平的保障,而供给公平包括公平分配公共服务的支出、保证提供的公共服务质量和数量上的公平、公共服务资源配置的公平。然而区域经济发展水平客观显现不同,导致各个地区的居民在享有公共服务方面受益程度不同。个人差距存在于社会的各个群体,在不同行业、同一行业不同部门、同一部门和不同单位中,这种差距的变化使得人们对公共服务公平的呼声越来越大。公共服务均等化要经历初、中、高三个阶段动态的变化。由于地域差异、城乡差异和其他因素的影响,经济发展并不是协同一致的,经济水平的不同使得各地财政提供公共服务的能力也不同。学者们普遍认为公共服务公平是全体成员基于服务的需要而有大体相等的满足机会,应包括享有公共服务的机会均等,结果的大致相等,同时在提供公共服务过程中,尊重社会成员的自由选择权,这种公平的实现是分层次、分阶段的动态过程。

第二节　公共卫生服务公平

一、卫生服务筹资公平

卫生筹资公平是卫生系统的主要目标之一。2000 年世界卫生组织发布的《2000 年世界卫生统计报告》中第一次将卫生系统的绩效目标归纳为良好的健康状态、提高卫生系统的反应性、提高卫生筹资的公平性三个方面。卫生服务筹资公平主要有两层含义:筹资的水平公平和垂直公平。水平公平主要指同等收入的人群,应该支付同等份额的卫生筹资;垂直公平主要指高收入人群应该比低收入人群支付更多金额和更高比例的卫生服务筹资。学界广泛开展了对不同层次、不同区域卫生筹资公平的研究和评价,研究方法也较丰富和成熟。切塔(Chitah)通过赞比亚卫生筹资改革对不同地区和不同社会经济群体的公平性分配影响的研究,发现公共卫生机构的补贴分配和门诊服务利用一直以来都向城市倾斜;公立医院和私人医疗机构门诊及住院服务均有利于富人,居民尚未充分实现获得优质健康的机会平等,需要通过有计划的供需方行动补充筹资风险保护战略以提高公平性。哈吉扎德(Hajizadeh)通过税收、医疗保险费、医疗保险附加费和直接消费者支付四个维度,分析了澳大利亚近 40 年的医疗保健筹资分布情况,并研究了主要的政策变化对公平的影响,发现医疗保险没有对澳大利亚医疗保健筹资公平的进展产生重大影响,而鼓励人们购买和持有私人健康保险的终身保险(Lifetime Cover)计划逐步对医疗保健筹资公平产生了影响。在有关卫生保健筹资的水平和垂直公平研究中,不同工具对整个系统公平性变化的相对贡献不同。阿吉(Aji)通过计算贫困指标衡量医疗保健筹资系统中支出的贫困程度,发现卫生保健筹资绩效的改善与现有卫生改革之间可以相互促进,保持这种相互促进将有助于进一步实现印度尼西亚卫生保健筹资的公平和公正。有研究指出我国卫生筹资水平地区间的公平性差异较大,不同区域的发展水平直接影响卫生筹资的公平性,尤其是西部地区的卫生筹资水平与结构的合理性、公平性有待进一步提高,需要政府在制定区域卫生规划时因地制宜,充分考虑地域特征,有的放矢地提高我国卫生总费用筹资水平和结构的合理性、公平性。而费舒通过计算直接税、间接税等五种税收的集中指数和Kakwani 指数,发现我国西部典型地区卫生筹资公平性有所改善,直接税和商业健康保险累进程度利贫性明显,现金卫生支出筹资公平性较好。此外,张歆通过受益归属分析方法发现我国政府对基层医疗机构的财政补助水平显著提高,基层医疗机构补助更倾向于低收入人群,缩小了贫富之间的绝对福利差距,绝对公平性和相对公平性均有所提高。通过这些研究发现,卫生筹资公平性分析主要集中于医疗卫生服务的筹资负担不公平方面,以国家医疗保障制度视角展开的研究较多,而对于公共卫生财政投入公平及财政系统外部其他因素影响的探讨较少。

二、卫生资源配置公平

世界各国的医疗卫生服务资源普遍不足,尤其是一些贫穷落后的发展中国家,卫生资源不足的情况更为严重。同时,医疗卫生服务又存在着分配不公、不合理的现象。据 WHO 调查发现,全世界 10%的人口享受着 80%的卫生资源,这与卫生服务的"公平原则"是相矛盾的,其根本原因就在于卫生资源配置的不合理。同样,卫生资源配置在不同性质的国家甚至国家内部也存在着差距。英国卫生经济学家大卫·史密斯(David Smith)认为卫生资源分布的空间差距在社会主义国家内部比较小,以表明政府的构成性质对生命机会分布的影响。格尔特·沃斯·特尔特(Gert Voss Töldte)等人为验证这一假设,收集了欧洲 11 个国家 311 个地区医院床位和医师分布的数据,比较社会主义国家或社会民主主义国家与基督教民主主义国家或自由主义国家之间卫生资源分布的公平性。结果表明,不同国家之间和国家内部的卫生资源分布存在较大差异,在卫生资源的配置上存在不公平现象。即使在一个国家内部,卫生资源配置的不平衡性也十分明显。美国通过研究各州医院床位分布和医生人数的数据发现各州卫生资源配置的公平性存在较大差异,各州医生分布的公平性呈扩大趋势,而床位分布的公平性呈缩小后扩大趋势。从两者的比较来看,床位分布的公平性要好于医生分布的公平性;从区域分布的情况看,西部和东北部各州医生分布的公平性优于其他州,而北部各州床位分布的公平性优于其他州。在卫生资源配置的公平性测度方法的研究层面,国际上的一些研究已经摆脱纯粹理论分析的局限,利用基尼系数、集中系数等不平等度量指标对一些国家健康公平性状况进行了实证分析。世界卫生组织提出了健康筹资分布公平性指标,并以此为基础对 191 个国家健康筹资分布公平性进行了排序。欧洲各国都将卫生资源的公平性分布列为全部 38 项欧洲地区性卫生考核指标中最重要的一项。英国等国家为此专门成立了资源配置工作组,其基本原则是“具有相同健康需求的人群具有相同的医疗服务可及性”。此外,还有许多研究表明,无论国家的贫穷与富裕,在和健康直接相关的卫生资源分配问题上都表现出大体一致的规律:与拥有较多可利用卫生资源的人相比,缺乏足够可利用卫生资源的人的健康状况较差,也就是说,在卫生资源分配上处于不利地位的人,在医疗上也将处于不利地位。

中国城镇与乡村的医疗卫生水平不断地提高,中央对城乡医疗卫生的财政支出也逐年增长,但依然存在财政资源配置不均衡、农村地区卫生财政支出水平较低的现象。从医疗机构数量配置来看,单位面积医疗机构和三级医院数均呈现从东部向西部递减的趋势,区域差异较大。在卫生物力资源方面,城乡存在较大差距,尤其在医疗机构床位上,虽然城乡医疗卫生机构的床位数在逐年递增,但相比城市,农村地区的每千人医疗机构床位数量较少,与城市地区存在较大差异。与城市相比,乡镇地区的医疗卫生设备配置明显不足。在卫生人力资源方面,城市卫生人员数远远高于农村地区,农村地区的每千人口卫生技术人员、执业医师、注册护士人数均不到城镇的 50%;城乡卫生技术人员的学历水平也存在差异,大部分乡镇卫生院的卫生技术人员仅有大中专学历,高学历医学人才数低于城市。从不同地区来看,我国省级医疗卫生资源配置的均等化水平具有明显的省际间以及区域间差异,东部省份的均等化程度最高,中部次之,西部最低,人口稀疏和欠发达地区的均等化水平普遍较低。按地理面积配置的公平性,东部地区的卫生资源好于中部,而西部地区最差;按人口配置的公平性,中西部地区则优于东部。此外,我国公共卫生资源的集聚度由大到小排序为东部、中部和西部,东部地区按地理面积分布的专业公共卫生资源相对较多,而中西部地区相对较少。从卫生人力资源配置来看,区域间的卫生人力资源配置差异明显,大部分卫生人力资源聚集在经济发展较好的东、中部地区,其中以上海、北京和天津的卫生资源集聚度较高;而经济欠发达的部分地区聚集的卫生人力资源明显不足,缺口较大。我国卫生人力资源在各类医疗机构间的分配也呈现较明显的不均衡现象,基层医疗机构的医师质量明显低于公立医院,中西部低于东部。总体来看,我国卫生资源配置地区间差异大,处于高度不公平状态,尤其体现在西部农村卫生资源总量不足、人力资源匮乏和卫生资源密度很低等方面。不同地域间的卫生资源配置存在差异,而地域内差异是造成总体差异的主要原因。医疗资源地理分布公平性与人口分布公平性差距悬殊,但医疗资源按人口分布的公平性明显优于按地理分布,其中原因可能是以往卫生资源配置更多地参考了人口数量,对医疗服务的地理可及性考虑不足。另外,以往卫生资源配置公平性研究多以基本医疗卫生资源为主,缺少对公共卫生资源的研究。对区域存在差异的原因进行分析,有学者认为这些不公平与我国按人口分布的特点进行卫生资源配置有关,往往较少兼顾空间因素对卫生服务可及性的影响。

三、卫生服务利用公平

卫生服务利用的公平性即公平、平等地分配各种可利用的卫生资源,使得整个人群都有相同的机会从中受益。不同人群的年龄、经济收入、从事职业、文化程度、健康状况等特征对卫生服务的利用不同,不同服务项目的受益人群不同。基本公共卫生服务对慢性病患者具有较好的地理可及性和经济可及性,但对农村地区的居民健康管理的有效性仍有待提高。不同经济收入、不同文化程度、不同年龄和城乡地域人群对同一项目服务利用的受益程度存在差异。同等卫生服务需求时,经济条件好的人群可利用更多的卫生服务。城镇居民医保进一步促进了服务利用的公平性,但仍存在贫富不平等,收入水平差距是导致服务利用不平等的首位因素,人均 GDP 和城镇化水平对服务利用公平性也有较大影响,且服务利用利富不利贫。居民卫生服务预期需要呈贫富均衡或低收入人群具有更高的卫生服务需要,但卫生服务实际利用随收入提高而增加,标化后卫生服务利用的贫富差距进一步扩大,不同社会阶层城市居民存在健康不公平。新农合参合农民卫生服务利用与受益均存在不公平现象。在老年群体中,存在与社会经济地位相关的老年健康不平等现象,且高龄老年群体的健康不平等程度较高。中国西部农村地区使用产前保健服务的社会经济不平等现象更为严重,应促进改善家庭经济状况,为低收入和低教育水平的妇女提供产前保健服务以消除产妇保健服务使用中社会经济不平等现象。在慢性病人群卫生服务未利用的公平性研究中,社会经济因素是影响卫生服务未利用的重要因素。城乡居民卫生服务利用的不公平,以城乡之间的医疗卫生资源配置不均、可及性差和城乡居民之间的经济支付能力差异大为主要特征。整体来看,卫生服务利用公平研究主要从不同人群的年龄、经济收入、从事职业、文化程度、健康状况等社会经济特征对卫生服务利用公平性展开分析。卫生服务利用公平研究较少关注空间分布可及性等影响因素,特别是关于脆弱人群的服务利用及公平性的研究不多。

第三节　全民健康覆盖与公平

一、全民健康覆盖的公平内涵

2005 年 WHO 正式提出实现全民健康覆盖的卫生系统目标,确保所有人都获得其所需要的卫生服务,而在付费时不必经历财务困难,进而达到改善公众健康、促进健康公平性的最终目标。全民健康覆盖的核心价值观和理念是公平,实现全民健康覆盖的关键是做到普及社会、做到覆盖全民,对社会所有居民都具有无排他性。它包含两个部分:一方面是向人们提供必要的卫生服务,且保障服务的质量和数量,如提供基本药物、健康教育等;另一方面是居民经济风险防护,防止因病致贫、因病返贫。全民健康覆盖与每个人相关,是一个强有力的平衡机制,能够消除不同收入、不同性别、不同种族人群之间的差距,在不同的群体内部促进实现公平,确保每个人在需要的时候都能获得他们所需要的健康保健。世界卫生组织总干事陈冯富珍在 2017 年第 70 届世界卫生大会上强调:在各国继续致力于塑造世界卫生组织未来的同时,应当把"减少不平等现象"作为指导性的伦理原则。她强调指出,世界卫生组织代表着公平,每一个数字的背后都代表着一个界定我们共同人性的个人都需要得到同情,特别是那些苦难或过早死亡可以得到避免的情形之下。

二、基于基层卫生服务公平的全民健康覆盖实践

不同国家的政府大多推行公共卫生服务公平性政策与措施,保障生活在不同地区的每一个国民都能享受基本均等的公共卫生服务,从而保护人群健康。欧美国家很早就开始广泛倡导并积极实践基本卫生服务公平,在服务覆盖公平方面,以推广基本卫生服务包和提高基层医疗卫生机构能力来实现人人公平地享有同质的

卫生服务。在费用覆盖公平方面，为确保居民在利用服务时不遭遇经济困难，英国等国家推行了全民免费医疗，俄罗斯推行医疗保险制度，通过社会、个人、政府多方筹资解决医疗费用问题。在增进健康公平性方面，各国更加关注贫困人口及弱势群体的健康覆盖问题，泰国尤其关注对贫困人口、老年人、儿童和残疾人等弱势群体的保护，向其免费提供医疗服务；印度政府针对贫困线以下的家庭实施住院医疗保险法案，已经覆盖了 1.2 亿人口的住院治疗；越南等国家实施覆盖全体公民的单一保险计划，以提高费用覆盖的公平性；美国实施全民都能享受的公共卫生基本政策，重点是老年人、贫困卫生救济和妇幼保健，力求消除不同种族间的差异；巴西通过贫困人口看病和购药免费的方式提高其卫生服务的利用率。

中国基层医疗卫生服务体系覆盖了城乡。通过中央财政投入大力建设基层卫生服务机构，建立了覆盖城乡的基层医疗服务体系，提高了卫生服务可及性。在增进健康公平性方面，基本公共卫生服务免费向全体城乡居民提供，筹资水平的提高使服务项目不断增加，中央政府给予中西部和贫困地区更高标准的补助，基本公共卫生服务逐步实现均等化，有效提高了服务利用率、缩小了城乡居民服务利用的差距。在费用覆盖公平方面，我国城镇职工医疗保险、城乡居民医疗保险和城乡医疗救助制度三种基本医疗保险已经覆盖了 95% 以上城乡居民。

三、全民健康覆盖与基本公共卫生服务

以疾病预防和健康促进为重点内容的基本公共卫生服务是实现全民健康覆盖的基础，高度契合全民健康覆盖的实践方向。基本公共卫生服务项目中针对传染病的预防接种，传染病及突发公共卫生事件报告和处理，慢性病如高血压、2 型糖尿病患者管理，以及孕产妇、儿童、老年人的健康管理，均是实现全民健康覆盖的重点工作，体现了全民健康覆盖与基本公共卫生服务对象的一致性。在费用覆盖上，基本公共卫生服务项目免费向全体中国居民提供，保障了居民基本卫生服务利用的可负担性和公平性。在卫生人力资源方面，基本公共卫生服务项目对于基层卫生人员的专业技术能力、信息处理能力、发现问题能力等均有所要求，同样需要形成一支高质量、复合型的基层卫生人力队伍。同时，基本公共卫生服务项目落实进程中，也强调与体育、教育、民政等其他部门的合作。在中国努力实现全民健康覆盖的进程中，基本公共卫生服务做出了显著贡献。

第四节　基本公共卫生服务公平

一、基本公共卫生服务实践中的不公平现象

中国在基层实施两种基本卫生服务,其中基本医疗卫生服务重在个体的治疗与康复,具有准公共产品性质,而基本公共卫生服务则重在全人群的健康维护,属纯公共产品。基本公共卫生服务项目致力于均等化提供目标,在筹资上,由政府承担筹资责任免费向居民提供,保障了居民服务利用的可负担性;在提供上,服务内容和服务流程也从国家政策层面进行了统一,在可提供范围内要求了同质性。可见,和基本医疗卫生服务相比,基本公共卫生服务已经实现了服务提供的规范要求和费用的全覆盖,可以说基本公共卫生服务在卫生服务领域已是公平性相对较好的公共服务之一。

虽然基本公共卫生服务在人均投入方面已经实现了国家层面的均等,但出于中国城乡二元经济格局、公共卫生资源有限等原因,城乡之间、不同经济发展水平区域之间和不同社会经济特征人群之间利用基本公共卫生服务的情况,以及由此导致的健康结局的差异情况仍客观存在。而且在各级政府承担筹资责任的过程中,筹资责任的分担与各级政府财政能力之间的关系并不清晰,财政按照常住人口数拨付的补助经费与实际服务人口数并不一定匹配,对于跨地区人口大量流入的地区在财政支出负担方面缺乏以公平为导向的政策支持设计;现有的以人口分布均衡性为指向进行配置的公共卫生服务资源,往往无法满足地广人稀地区居民的健康公平需求,特别是一些贫困人群居住地与服务机构之间的地理距离,是他们利用基本公共卫生服务的最大障碍,外来人口的健康服务和健康管理模式也与常住人口存在一定的差异;因为政策保障的不完善,服务提供方式受限和服务质量不稳定也导致了体现覆盖深度的公平性并不显性;脆弱人群由于参与基本公共卫生服务的能力不足而享受基本公共卫生服务的机会丧失,从而表现为虽然是面向全民免费提供的基本公共卫生服务却无法为居民带来个体健康的结局等不公平现象,这些都值得我们去关注和研究。

二、基本公共卫生服务均等化与公平

基本公共卫生服务均等化是中共中央、国务院于 2009 年提出的关于深化医

药卫生体制改革的重要举措,也是一项重大的惠民工程和民生工程。基本公共卫生服务均等化是指每个中华人民共和国公民,无论其性别、年龄、种族、居住地、职业、收入水平,都能平等地获得基本公共卫生服务。我们也可以将其理解为人人享有服务的权利是相同的,社会居民在需要获取相关的基本公共卫生服务时,他们的机会是相等的。但这不意味着每个人必须获得的服务是完全相同、没有任何差异的基本公共卫生服务。目前国家提供的基本公共卫生服务中的很多内容是针对重点人群的,比如孕产妇、0~6岁儿童、老年人、高血压等慢性病患者的健康管理等,因此均等化并不能理解为平均化,而是体现在不同地区、不同社会地位和不同收入群体间的均等,而且这些群体有较为自由享受基本公共服务的选择权。基本的公共服务在不同阶段表现出来的不同标准和水平,是社会公平正义的集中体现。

学界对基本公共卫生均等化的研究较为丰富,学者们基于不同地区、不同服务项目、不同服务人群,多视角多维度地从均等化制度保障、实施效果、影响因素等展开了探讨。他们认为基本公共卫生服务的实施对于我国居民健康公平性改善明显,但同时也由于不同区域人口结构不同、发展不平衡、基本公共卫生服务资源供给不均等原因,人群健康水平存在差异。基本公共卫生服务均等化所依赖的公共财政体系不完善,其原因有政府不同程度的缺位,GDP导向的绩效评估、基层财政财权和事权不相匹配、转移支付制度的缺陷、财政支出的不合理等。政府必须通过转移支付来调节这种不平衡。资源投入与卫生需要水平不匹配、资源浪费与过度利用并存,服务覆盖范围和服务质量在城乡之间,东、中、西部地区之间和不同群体之间仍然存在差距。基层卫生服务机构资金激励缺少针对性是基本公共卫生服务非均等化的影响因素。均等化观念滞后、均等化机制和体制的不完善以及监督滞后,重点人群基本公共卫生服务利用不均衡。目前学者对基本公共卫生服务非均等化现象的重点问题和难点问题进行了充分的探讨,但局限于特定地区或者某一服务项目、某个重点人群的研究,呈现出散点化、片段化的特点,缺乏基于整体性和系统性的基本公共卫生服务公平研究。这些研究虽然对于基本公共卫生公平研究具有重要的参考价值,但由于它们未直接聚焦基本公共卫生公平的内涵,在内容上未完整反映基本公共卫生公平需要解决的关键问题和关键要素,在结构和逻辑上未有效呈现基本公共卫生公平的关键环节,片段化的研究虽然也能在一定程度上呈现我国基本公共卫生公平的一些要素,但无法反映基本公共卫生从投入、提供到结果的系统逻辑,因此现阶段急需将既往关于基本公共卫生公平的理论要素和实践要素进行整合,构建整体性和系统性的研究范式去分析中国基本公共卫生公平的现实。系统地研究基本公共卫生公平问题,有助于认识基本公共卫生服务不均衡的客观差异,并以差异的层次化作为促进公平的触发点,通过明确影响基本公共卫生不公平的关键因素,并通过卫生系统相关控制柄与改善基本公共卫生公平的关系原理,探讨消除导致不公平因素的措施和途径,对增进全民健康覆盖与健康公平具有现实意义。

三、基本公共卫生服务公平的内涵

基本公共卫生公平意味着拥有不同社会资源的群体之间在服务利用上不存在系统性差异,和健康不平等相比有着伦理价值判断。要确定基本公共卫生服务中是否存在不公平,需要界定基本公共卫生服务公平的内涵和标准。

1.基本公共卫生服务公平的主体。大多数学者认同政府是公共卫生服务公平实现的主体和维护者。政府具有公共服务公平的政策支持责任、行政责任和公共政策职能。由政府来维护社会成员健康利益的公共卫生服务的公平,通过消除身份差异的制度设计实现居民公平地享受经济社会发展成果,从而保障起点公平、维护过程公平以及促进结果公平。

2.基本公共卫生服务公平的对象。从保障公民的健康权来看,人人都有平等享受公共卫生服务的权利。世界卫生组织提出每个公民均能公平地获得其经济能力范围内的健康服务,对消除不同个体之间以及不同群体之间的差异、平等获取和经济风险保护给予了清晰的表述。国家基本公共卫生服务均等化政策也规定每个中华人民共和国公民,无论其个人社会经济学特征如何,都能平等地获得基本公共卫生服务。全体公民享有的公共卫生服务的机会和原则应该均等、结果应该大体相等,因此,公共卫生服务公平的对象应是全体社会成员之间均等地享有公共卫生服务。

3.基本公共卫生服务公平的客体。无论是全民健康覆盖还是我国基本公共卫生制度,均认为卫生服务公平的客体应包括服务覆盖的广度与深度、服务质量的差异程度、经济风险的保护、服务受益的分布与程度差异等。

4.基本公共卫生服务公平的判断标准。因为人和人先天禀赋、人生境遇和社会地位等方面客观存在着差异,公平并不意味着绝对平等,判断公平性的标准可以参照罗尔斯底线平等原则基础上承认公共卫生服务在群体间可以存在差异,这种差异必须对弱势群体最为有利,公共卫生服务的提供必须有助于脆弱群体健康状况的改善。

5.基本公共卫生服务公平的实现。政府通过公平价值取向的制度设计和法律法规的保障,实现全体社会成员公平享有服务,这个过程应逐步实现。

综上所述,基本公共卫生服务公平的内涵可归纳为:由政府向全体社会成员提供基本公共卫生服务,并通过公平价值取向的制度设计和法律法规保障,逐步实现服务覆盖均等,服务质量均衡,获得机会均等,受益程度相当。

第二章 基本公共卫生服务公平主要研究方法

一、文献评阅法

通过国内外学术文献数据库,系统收集关于全民健康覆盖、基本公共卫生服务公平等相关文献,对相关核心概念、理论依据及实证研究进行梳理及评价,明确本研究的理论基础及实证方法,文献评阅步骤为:①收集公平所包含的要素,对要素原始信息进行摘录,建立"公平要素摘录""公平评价方法摘录""公平影响因素摘录""公平的实现策略摘录"等文献评阅字段,形成文献录入数据库;②原始信息整理,形成要素清单;③归纳同类要素,形成公平的共性要素分类;④将共性要素依据相关理论进行梳理,得到公平研究的关键要素。

二、分析方法

(一)内容分析法和归纳法

本研究以全民健康覆盖目标与医疗保健公正理论为指导,运用内容分析法对文献内容分析所得到的文献结果进行逻辑归纳推导。首先,对全民健康覆盖、正义理论、医疗保健公正理论等相关公平理论进行内容分析,明确实现基本公共卫生服务公平所应包含的理论要素;其次,收集文献中得到的对实现基本公共卫生服务公平需要解决的问题,明确基本公共卫生服务公平的关键要素;再次,明确实现基本公共卫生服务公平的关键环节;最后,根据卫生宏观系统模型将关键环节结构化和逻辑化,最终形成基本公共卫生服务公平分析理论框架。

（二）空间自相关分析法

本研究主要采用变异系数、艾肯森指数和空间自相关分析等统计方法,对各地区基本公共卫生财政支出负担差异进行分析,通过运用 ArcGIS 软件绘制全国各地区基本公共卫生服务财政支出负担集聚形态图,揭示财政支出负担布局差异性的空间机制。变异系数(CV)是以全国的平均值(u)作为标准,计算各地区与平均值的相对差异,式中 $y_i(i=1,2,3,\cdots,n)$ 是第 i 地区值,u 是全国平均值,n 为地区个数,其公式为:

$$CV = \sqrt{\sum_{i=1}^{n} \frac{(y_i - u)^2}{n}}/u$$

艾肯森指数(Atkinson Index)中的 ξ 是一个与显示度有关的参数,ξ 值设置越高,不平衡性的显示度就越明显,式中 $y_i(i=1,2,3,\cdots,n)$ 是第 i 地区值,u 是全国平均值,n 为地区个数,p_i 是第 i 地区基本公共卫生财政支出占全国基本公共卫生财政支出的比重,其表达式为:

$$I_{Atkinson} = 1 - \left[\sum_i (y_i/u)^{1-\xi} p_i \right]^{1/(1-\xi)}$$

空间自相关分析是用来确定某一变量在空间上是否相关以及相关程度的方法。全域空间自相关用于分析要素整体空间分布情况,判断各要素在空间上是否具有集聚性;局部空间自相关则可以发现高值聚集区与低值聚集区。其指标为 Moran 指数,计算公式为:

$$I = \frac{n}{S_0} \frac{\sum_{i=1}^{m} \sum_{j=1}^{n} W_{ij}(x_i - \bar{x})(x_j - \bar{x})}{\sum_{i=1}^{n} (x_i - \bar{x})^2}, 其中 S_0 = \sum_{i=1}^{m} \sum_{j=1}^{n} W_{ij}$$

式中,n 为样本个数,x_i 是变量 x 在 i 区域位置上的取值,x_j 是变量 x 在 j 区域位置上的取值,$\bar{x}$ 是 x 的均数,W_{ij} 表示 i 与 j 的空间权重矩阵。Moran 指数取值范围 $[-1,1]$,Moran 指数为正值表示空间正相关,其值越大,则空间相关性越明显;Moran 指数为负值表示空间负相关,其值越小,则空间相关性越不明显;Moran 指数为 0 表示要素在空间中无规律分布。

局部自相关用 Moran 散点图来分析。Moran 散点图的原点代表当年的全域Moran 指数,图中样本点距离原点的远近代表了聚集显著性的高低,离原点越远,显著性水平越好。Moran 散点图的四个象限分别用来识别一个地区与其邻近地区之间的关系。第一象限(高高聚集),表示样本本身是高值,周围的其他样本也是高值;第二象限(低高聚集),表示样本本身是低值,但周边的样本为高值;第三象限(低低聚集),表示样本本身是低值,周边样本为低值;第四象限(高低聚集),表示样本本身是高值,但被低值样本所包围。一、三象限表示空间正的自相关性,说明相似值集聚,具有空间同质性;二、四象限表示空间负的自相关性,即具有空间异质性,如果观测值均匀分布在四个象限,则表示研究的地区之间不存在空间自相关性。

(三)公平分析法

在本研究的实证过程中,运用洛伦兹曲线、基尼系数、泰尔指数评价服务提供中的基层公共卫生人力分布公平及地区内和地区间的不公平性贡献率。将中国不同地区体现服务提供能力的基层公共卫生人力百分比从小到大排列,按人口(每万人口)、地理面积(每平方千米)、经济发展水平(地区 GDP)百分比分别累计,以纵轴表示基层公共卫生人力累计比例,以横轴表示按人口、地理面积或经济发展水平累计比例,连接各点形成洛伦兹曲线。对角线为绝对公平线标准,洛伦兹曲线越接近绝对公平线,表示基本公共卫生服务人力配置越公平。

基尼系数(G)可以表达洛伦兹曲线背离绝对公平线的程度。取值范围[0,1],越接近 0,表示越公平;越接近 1,表示越不公平。其公式为:

$$G = \sum_{i=1}^{n} P_i Y_i + 2 \sum_{i=1}^{n+1} P_i (1 - V_i) - 1$$

式中,G 为基尼系数,P_i 为不同地区人口数(地理面积、经济发展水平)占全国总人口数(地理面积、经济发展水平)的比重,Y_i 为各地区基层公共卫生人力资源占全国基层公共卫生人力资源总量的比重,V_i 为按人均基层公共卫生人力资源从小到大排序后 Y_i 的累计数,i 为排序后的顺序。

泰尔指数(T_i)可以把基层公共卫生人力资源的总体差异分解为区域内和区域间差异,数值越小,表示该地区基层公共卫生人力资源配置的公平性就越好。其表达式为:

$$T_i = \sum P_{ia} \log \left(\frac{E_i}{E_a} \right)$$

式中,i 为地区,a 为下辖省市自治区,P_{ia} 为 a 地人口占 i 地区总人口的占比,E_a 和 E_i 分别为 a 地和 i 地区的人均基层公共卫生人力数。然后再计算 T_L 指数,其表达式为:

$$T_L = \sum_{i=1}^{n} P_i \log \left(\frac{P_i}{R_i} \right)$$

其中,P_i为各地区人口数占全国总人口数的占比,R_i为各地区基层公共卫生人力数占全国基层公共卫生人力总量的占比。最后计算全国的不公平性指数 T,通过计算各个地区及地区间对于不公平的贡献率,可以反映该地区对全国总体不公平的影响程度。其表达式为:

$$T = T_L + \sum_{i=1}^{n} P_i T_i$$

每个地区内不公平性贡献率 $D_i = P_i T_i / T$,各地区间不公平的贡献率 $D_L = T_L / T$。

（四）受益归属分析法

受益归属分析是一种测算不同群体间受益分布的方法。基本公共卫生服务的供需双方以不同形式接受政府的补助,明确服务受益方及受益分布情况可以反映政府财政支出的现实受益情况与公平情况。受益归属分析分为绝对公平和相对公平指标,其中总体反映政府补助绝对公平程度的指标是集中指数,取值范围为 $[-1,1]$,当集中指数为正值时,政府补助有利于高收入人群;集中指数为负值时,政府补助有利于低收入人群;集中指数为 0 时,受益分布绝对公平。Kakwani 指数反映相对公平程度,取值范围为 $[-2,1]$,通过对比政府补助受益分布与人群贫富水平分布的差异,判断政府补助是否缩小了人群间相对贫富差距,当 Kakwani 指数为负值时,表明越有利于贫困人群,相对公平性就越好;当 Kakwani 指数为正值时,则相对公平性差;Kakwani 指数为 0 时,表示受益分布与人群贫富水平分布是一致的。

本研究还通过某人群对某项服务的利用比与目标人群所占比例的比值来进一步验证受益归属。首先计算不同分组的某项服务利用率,然后选定其中一组人群为标准人群,假定其他各人群组与标准人群组具有相同的基本公共卫生服务利用率,从而计算其他各组的预期利用基本公共卫生服务的人数。实际利用公共卫生服务的人数与预期利用公共卫生服务的人数之比就是各组的标化利用/需要比。利用/需要比值越高,表明服务需求得到的满足程度越高,则受益程度越高。

（五）统计分析方法

采用卡方检验分析不同人群的个体特征,采用无序多分类 Logistic 回归模型进行基本公共卫生服务利用影响因素分析,采用 Tobit 回归模型进行孕产妇保健服务利用影响因素分析。

三、关键人物访谈法

设计访谈提纲与地方基本公共卫生相关实践工作者进行深度访谈,通过关键知情人访谈了解基本公共卫生服务工作中面临的和公平相关的问题、不同区县开展服务的方式和服务成本补偿的特点、机构运行中面临的困难、服务供给实现公平需要重点解决的问题等信息。本研究在我国东部、西部和中部分别选取 1 个省市，对其基本公共卫生相关人员进行访谈，访谈省市级卫生健康委员会基层卫生健康处分管基本公共卫生管理人员 3 人、区县卫生健康委员会公共卫生科管理人员 5 人，区县财政局管理人员 2 人、社区卫生服务中心和乡镇卫生院分管公共卫生的领导 5 人，公共卫生科科长 10 人。对基层医疗机构提供基本公共卫生服务过程中涉及服务提供方式、服务成本补偿等问题的信息进行收集和整理。

四、专家论证法

在本研究中还应用到了定性定量多重论证的研究思路，自行设计了基本公共卫生服务公平理论框架专家论证表，邀请来自高校从事公共卫生领域研究的专家和来自实践工作岗位从业经验较丰富的专家，对本研究所构建的基本公共卫生公平理论框架中公平内涵、关键要素、关键环节及理论框架进行论证。专家认同度分为不认同、基本认同、完全认同三类。用 1 到 10 分代表专家认同的程度值，分值越高，认同度越高。共进行两轮论证，第一轮选取专家 12 人，最终有 10 名专家及时返回论证表，故最终纳入的论证专家为 10 人。

综上，对于卫生服务公平性的评价方法的研究，国内外学者普遍采用基尼系数、洛伦兹曲线、泰尔指数、集中指数和受益归属分析等方法。基尼系数得到某项指标的不平等程度较单一；洛伦兹曲线通过不同人口、地区、经济发展水平的累计百分比可以较好地展示公平的差异性；受益归属分析可以帮助评价政府补助的公平性；集中指数是总体反映政府补助绝对公平程度的指标；Kakwani 指数反映相对公平程度。越来越多的学者认识到对卫生服务公平性进行全面而动态评价的重要性，而这些前期的评价研究也为基本公共卫生服务公平性的衡量提供了不同视角。此外，公共卫生服务公平性评价的研究方法多集中在基尼系数和集中指数等方法的使用上，尚需要从其他学科借鉴新的分析方法进行尝试。

第三章 国内外公共卫生服务公平的实践

第一节 国外实践

国外基本卫生服务与我国的基本公共卫生服务主要解决的都是人群的基本健康问题。欧美国家很早就开始广泛倡导并积极实践基本卫生服务公平,在服务覆盖公平方面,以推广基本卫生服务包和提高基层医疗卫生机构能力来实现人人公平地享有同质的卫生服务。在费用覆盖公平方面,为确保居民在利用服务时不遭遇经济困难,英国、古巴、巴西等国家推行了全民免费医疗,俄罗斯推行医疗保险制度,通过社会、个人、政府多方筹资解决医疗费用问题。越南、菲律宾、印尼等国家实施覆盖全体公民的单一保险计划,以提高费用覆盖的公平性。在增进健康公平性方面,各国更加关注贫困人口及弱势群体的健康覆盖问题。美国实施全民都能享受的公共卫生基本政策,工作重点是老年人、贫困卫生救济和妇幼保健,力求消除不同种族间的差异;泰国尤其关注对贫困人口、老年人、儿童和残疾人等弱势群体的保护,向其免费提供医疗服务。印度政府为贫困线以下的家庭实施住院医疗保险法案,已经覆盖了1.2亿人口的住院治疗。巴西通过贫困人口看病和购药免费的方式提高其卫生服务的利用率。

一、美国公共卫生服务公平实践

美国在市场经济的自然演进过程中逐步建立起公共服务型政府,通过公共服务均等化政策实现了公共服务在不同区域和不同人群之间的公平获得,提出实行无种族差异、无机会差异的基本公共服务均等化政策。为了实现公共服务的均等化,采取了水平补助模式、基数补助模式、保证税基补助模式、基数补助与保证税基补助结合模式等,以及相应的减税政策、公共服务和公共福利的公私合营等政策。在医疗保险方面,美国的医疗保险制度大体可以分为政府举办的社会医疗保险和私营保险机构举办的商业医疗保险两大类型。社会医疗保险中最重要、惠及面最广的是医疗照顾(Medicare)和医疗援助(Medicaid)。医疗照顾是仅次于社会保障项目(Social Security)的美国联邦政府第二大财政支出项目,目前包括住院保险、补充性医疗保险、医保优势计划和处方药计划等四部分。医疗援助是针对低收入群体的医疗健康保障项目,服务对象是低收入家庭、孕妇、残障人士及长期护理对象,由联邦政府和各州政府共同出资,联邦政府会按照一定比例(平均57%)给予州政府资助。此外,美国还有由政府经办为不同人群设计的其他医疗保险项目,比如联邦和州政府联合向中低收入家庭的儿童提供健康保险的"儿童健康保险项目"(CHIP);美国国防部向现役军人、退役军人、军人家属、遗属及其他指定受益人提供的 TRICARE 项目;美国退伍军人事务部为退伍军人及部分退伍军人家属提供的公立医疗服务系统;等等。美国政府通过 Medicare、Medicaid、CHIP 等社会保险制度,涵盖老、幼、病、残等弱势群体的医保问题;通过公立医疗系统和其他保障制度解决了诸如现役军人、退役军人、印第安人等特定人群的医保问题;这表明在保障制度设计方面,美国有考虑不同人群覆盖以及向重点人群倾斜公平性的特点。在服务提供方面,美国在服务均等化的实施上,也遇到服务提供不均的问题,偏远地区或农村缺少公共卫生医师以及全科医生、护士,服务网络不完善,与城市相比没有足够的资金支持。美国政府通过加强农村卫生机构的建设,加大对农村医疗服务提供者的偿付力度,吸引和培训农村医护人员以及控制医疗费用等措施达到均等化的目的。在体系建设方面,美国已经建立了清晰的三级医疗服务体系、健全的首诊转诊机制和完善的医疗保险体系等相互支撑的医疗服务分级诊疗体系,通过改善医疗卫生资源的配置状况和提升医疗卫生资源的利用效率,促进基本公共服务公平可及。

二、英国公共卫生服务公平的实践

英国实行国家卫生服务和全民免费医疗制度,为全体国民提供免费医疗服务,公共卫生服务均等化程度极高。服务所需的卫生服务费用、医院病床均由国家财政提供,所有公民都可享受免费的医疗卫生服务。英国的卫生经费实行国家总预算控制,通过财政措施控制卫生经费的膨胀。英国的医疗保健服务由初级保健服务、二级保健服务、专科医疗服务三级构成。在建立健全医疗体系过程中英国十分重视初级保健服务,它是医疗保健中的主体和整个英国医疗服务体系的基础。英国投入大量资金,加大社区投入,经过长期发展,该体系逐渐完善,形成了严格的医疗转诊制度,健全的社区居民终生健康档案,周到的诊治提示与医疗安全预警系统,高效的计算机医疗服务网络,便捷的预约服务,人性化的转诊操作程序,完备的教育制度造就出高层次、专业的全科医生,以社区为主体的基础医疗体系建设。英国实现公共卫生服务公平的模式强调了预防的重要性,从以医疗为重心转向以疾病预防为重心,重视预防工作,特别是培养技术精湛的社区医疗队伍,大力发展社区卫生服务。

三、巴西公共卫生服务公平的实践

巴西在 1988 年后逐步建立了完整的全民医疗服务体系,巴西推行全民统一的医疗体系,把保障公民健康权作为各级政府的重要责任。全民统一医疗体系的主要特征是"免费、平等、普遍享有",由政府为全体公民提供免费的医疗卫生保健服务,并为贫困地区和落后农村地区建设公共医疗卫生服务机构。2016 年巴西有关医疗卫生指标均优于中高收入国家平均水平。在行政管理体制方面,巴西建立了集医疗、医保、医药"三医合一"的卫生行政管理体制,将医疗保障制度的建立、医疗服务体系的完善、医药生产提供和监督体系的改革作为一个整体,同步推进。根据联邦宪法,联邦、州和市三级政府共同承担保障公民健康的责任。卫生部将其管理的 5 000 多所医院移交给地方管理,通过分权,将权力与责任在三级政府之间重新分配;通过权力下放,改进服务质量,确保公民能够享受到更好的医疗服务。在卫生服务体系建设方面,巴西的医疗卫生服务网络包括初级卫生保健机构、公立医院、私立医院、急救点四级。初级卫生保健机构主要提供首诊、转诊和预防保健等服务。实行家庭医生首诊制,家庭医生在上述机构中向辖区居民提供基本医疗卫生服务,病人转诊必须经过家庭医生的转介。社区卫生服务机构是"统一医疗体系"的基础,公立医院是统一医疗体系的支柱。在筹资管理方面,巴西实行以税收为基础的卫生筹资机制,筹资来源包括企业所得税、消费税、营业税以及部分人群交纳的社会保险税等。巴西《预算指导法》规定,卫生预算增长速度不得低于 GDP 的增长速度,联邦、州和市级政府财政预算中,卫生经费不少于 15%、12% 和 15%。为承担好各级政府卫生职责,联邦政府和州政府主要通过三种方式进行转移支付:一是按照一定标准,定期通过国家健康基金向州和市健康基金拨款;二是直接付款给医疗卫生服务的提供者,包括公立医疗卫生机构和签订特殊合同的私立机构;三是就某些特殊项目与州、市属机构或私立医疗机构等订立特别合同,按合同支付款项。在基本药物供应方面,巴西确定了189种基本药物向民众免费提供,主要包括高血压、糖尿病、哮喘等常见疾病所需药品。同时,巴西确定79种罕见病药物,经过集中采购后,价格下降到市场价格的一半左右。近年来,巴西推出"公民药店计划",对于一些规定范围内的药品由全国8万个药店供应,所需费用的90%由政府承担,个人支付仅10%。在促进政府进一步强化公共服务职能以及改进公共服务管理方式等方面,巴西给予我们很好的启示和借鉴。

四、俄罗斯公共卫生服务公平的实践

俄罗斯实行免费医疗制度。医疗系统的资金筹集由政府全部承担。2006年俄罗斯提出了"国家优先发展计划",其中国家医疗优先发展计划主要是通过增加政府医疗支出、改善医疗系统基础设备、提高医疗基金使用效率、促进医疗领域公平竞争、稳定居民药物保障、关注弱势群体健康状况、提高医务人员工资等措施来进一步推进俄罗斯医疗体系改革,提高免费医疗卫生服务水平。并发起了旨在提高全国医疗水平的健康工程,通过提高资金投入和基础设施建设,帮助医院和诊所装备高端设备和急救设施,建立新的医疗中心,实施全国范围的免费项目和免费医疗检查。无论收入水平如何,只要加入医疗保险系统,俄罗斯公民都可以享受到免费医疗。2011年俄罗斯总统普京宣布实行大规模医疗卫生改革方案,在未来几年中投入3 000亿卢布(约合100亿美元)以提高国民健康医疗水平。为了在有限的财政收入条件下保证医疗卫生服务的有效供给,俄罗斯实行政府与市场相结合的卫生筹资体系和医疗服务供给体系:在卫生筹资方面,除了国家一般预算外,通过建立强制医疗保险基金,构建多元化医疗保险机制,保证医疗卫生服务的资金来源;在医疗服务供给方面,打破政府垄断,引入非国有成分,降低强制医疗保险体系准入门槛,取消私人医疗机构进入强制医疗保险体系的限制,赋予被保险人自主选择医疗保险公司的权利,在保证基本医疗卫生服务的同时,满足不同社会阶层对医疗卫生服务的需求,从而保证医疗卫生服务的有效供给;在法律制定方面,俄罗斯非常重视医疗卫生服务相关法律的建立和完善,《宪法》《俄罗斯联邦公民医疗保险法》《关于建立联邦和地方强制医疗保险基金会的规定》《俄罗斯联邦公民强制性医疗保险法》《国家社会救助法》《俄罗斯联邦税法典》《俄罗斯联邦强制医疗保险法》等法律法规,从不同角度对医疗卫生服务的资金保障、服务范围、支出标准、支出程序等进行了较为详细的规定,使老百姓享受的医疗卫生服务有法可依,进而落到实处。在政府与市场适度结合以实现全民健康覆盖、建立健全法律保障体系方面,俄罗斯给予我们很好的启示和借鉴。

五、东南亚国家公共卫生服务公平的实践

1992 年越南在全国启动医疗保险为医疗保健筹集资金,为财政风险提供保护机制。此次医疗保险覆盖面广,范围扩大到全民。自 1993 年创立医疗保险制度以来,越南政府不仅把医疗保险当做促进医疗保健服务公平使用的重要策略,而且将其发展成支撑医疗保健筹措资金的长远手段。越南政府的职工和正式部门员工实行义务医疗保险方案,而针对非正式部分和农业部门实行自愿医疗保险方案。到 2008 年,大约一半以上的越南人口参加了保险,占医疗保险总支出的 17.6%,包括正式录用的员工、穷人、学生和 6 岁以下的儿童。越南医疗保险制度的改革主要体现在目标群体覆盖面的扩大,医疗保健质量的提高,医疗费用支付方案的进一步调整和医疗保健管理体制的加强。越南政府除了实行全民医疗保险体制外,还颁布了相应的决议和法令以确保医疗保险的覆盖率,采取有效措施帮助贫困人口。1994 年发布的 95 号法令(Decree 95)规定穷人可以接受免费医疗待遇,当时目标群体的医疗保险覆盖率几乎是 100%,但是因为政府无法提供额外的资金致使医疗保险的设施和资金链出现问题。2002 年,在越南中央政府的大力支持下,政府 139 决议在每个省建立一个医疗保险方案,称作“贫困人口医疗保险基金”(Care Fund for the Poor),这一方案目标针对低收入群体,基本保障了贫困人口的就医问题,使医疗卫生体制逐步得到完善。与以往政策相比,政府 139 决议得到中央政府的财政支持,同时,中央政府补贴数目增加。2003 年,越南政府启动为穷人发放医疗卡资金项目(The Health Care Card Fund for the Poor,即 HCFP),这个项目因为发放医疗卡和说服提供者为持卡人提供服务两方面都遇到困难,因此只发挥了一定的缓解作用。2007 年,越南政府不再给自愿医疗保险的人群补贴。到了 2009 年,越南个人支付比例占保健总费用的 55.24%,与其他国家相比,个人支付所占比例较高。2009 年,162 号法令(Decree 162)生效,该法令规定:政府安全部门人员、老兵和 6 岁以下的儿童享受 100% 补贴;领养老金者、穷人和少数民族享受 95% 补贴;其他被保险人只享受 80% 的补贴。总之,自 1992 年以来,越南以全民覆盖为目标的医疗保险覆盖率增长明显。

进入 21 世纪以来,泰国不断探索新的医疗保障制度,并于 2002 年 11 月起在

全国范围内实施"30 铢医疗计划",有效地均衡了泰国国民医疗保险服务,使泰国的医疗保险几乎覆盖全国。"30 铢医疗计划"也称为《全民健康保障法》医疗制度。所谓"30 铢医疗计划",是指参与该计划的国民到定点医疗机构就诊,无论是选择门诊还是住院,每诊次只需支付 30 铢挂号费(约合 6 元人民币),即可得到基本的卫生医疗服务,包括:预防保健(体检、计划免疫及妇幼保健等)、门诊和住院服务、两次以下的分娩服务、正常住院食宿、口腔疾病治疗等。患者在定点医疗机构诊疗,政府对医疗机构的补助方式采用门诊"按人头付费"和住院"按病种付费"相结合的方式。"30 铢医疗计划"的资金由政府、雇主和员工三方提供,提供资金的数额为员工工资的 1.5%(低收入农民可予以免缴)。泰国政府以服务项目支付费用,根据各个府往年医疗费用支出情况给予拨款:主要依据各个府的人口数量、医院以及病床和医生的数量分配相应地拨款;由中央政府将资金拨付给地方政府,再由地方政府分配给地区医院。为保证"30 铢医疗计划"顺利实施,泰国政府颁布了《全民健康保障法》,在法律上为该制度保驾护航,并为此发布了《全民健康保险卫生人力资源管理指南》,对医院和医生制定了相应的管理办法。"30 铢医疗计划"有效运行近 20 年,成效显著。该制度配合公务员医疗福利制度、企业职工强制性社会保险制度、低收入人群救助制度,基本实现了泰国高覆盖、低价位的全民医保目标。享受"30 铢医疗计划"的民众已超过全国总人口的 75%,这其中有 76%以上的人口来自农村地区。家庭条件贫困的群体从这项医疗保障中获得的收益最大,大大减少了其家庭医疗费用支出。目前泰国基本实现了人人享受卫生保健的目标,国民医疗保险覆盖率超过 95%,这一数据在发展中国家是少有的。该制度的实施,使医疗资源和医疗财政支出最大程度地实现了公平分配。

印度是公共医疗卫生投入最少的国家之一,但也取得了一些令人瞩目的进展。①建立健全的医疗保健网:在二十世纪八十年代早期,印度政府在广大的农村地区建立了卫生站、基础卫生中心和社区卫生中心三级医疗保健网,免费为大众提供医疗服务;②实施国家乡村健康计划:为了促进欠发达地区和农村的医疗卫生水平,2005 年印度政府实施国家乡村健康计划。该项计划使医疗卫生支出占 GDP 比重达到 2%~3%,各级地方政府在医疗卫生方面支出以 10%的速度持续增长;③在农村地区推广医疗保险:印度政府在农村地区积极推广医疗保险,发起针对穷人的国民健康保险计划。此外,印度的社会保障系统分为正式和非正式两大部门。正式部门的社会保障包括公务员养老保障体系、针对正式部门的法定退休金和公积金计划、养老金计划;非正式部门的社会保障包括小额储蓄计划、针对非正式部门的老年人的社会救助计划、微型养老金计划。由于农村人口占到 70% 以上，印度政府始终将广大农民逐步纳入保障范围作为追求的目标，为此，政府将有限的资源投给贫困弱势群体，尽可能降低不公平程度。1988 年，针对农村低收入人群，印度政府提供免费养老保险计划、实施农村最低生活保障制度，并向 65 岁以上的农村老年人发放养老金。

第二节　国内实践

一、北京的实践

为促进北京市基本公共卫生服务均等化，北京市政府采取了一系列政策措施，通过提高服务经费补助标准、增加服务内容、优化服务管理、健全服务保障来推进居民的基本公共卫生服务均等化水平。2020 年北京人均基本公共卫生服务经费补助标准提升至 105 元，在投入上全力保障基本公共卫生服务的开展。首先，以居民电子健康档案普及推广和务实应用为导向，充分发挥电子健康档案的基础信息支撑和便民服务作用。在服务项目方面，除全面开展 12 类基本公共卫生服务工作外，还将 8 类基本服务项目纳入基本公共卫生服务，着重开展儿童健康管理、预防接种，扩大了居民基本公共卫生服务的内容；同时针对流动人口全面落实基本公共卫生服务，并以流动儿童预防接种、传染病防控、孕产妇和儿童保健、健康档案、计划生育、健康教育这 6 类服务为优先。在优化管理方面，强调要积极推进电子健康档案的务实应用、深化基层慢性病管理，通过信息化技术、新型管理模式等方法来提高基本公共卫生服务开展过程中的效率，在保证服务公平性的前提下提升服务供给效率。其次，不断加强社区卫生服务机构的建设和人员培养。投入经费改善社区卫生基本设施设备，使社区卫生服务机构设施设备条件大幅度改善，实现了基本公共卫生服务工作全覆盖。为加强社区卫生技术人员的能力提升，实施"十、百、千社区卫生人才"培养，印发了《北京市"十、百、千社区卫生人才"培养实施方案》《北京市"十、百、千社区卫生人才"培养和梯队建设暂行办法》，实现了人才培养机制化、规范化。最后，深化和推广家庭医生签约服务。推行以预约就诊以及将健康管理融入诊疗服务全过程为主要理念的服务模式，打造"专科和全科"签约服务团队，不断扩大规模，实现人员结构优化，并不断健全管理机制，强化体系建设，创新服务模式,提高服务水平。在健全保障体系方面,发布了一系列开展公共卫生服务项目的政策,如《关于落实北京市产前检查和产后访视项目补助政策的通知》《关于推进北京市农村基本医疗卫生制度建设工作的若干意见》等,这些政策的推出使得城乡居民、城镇职工能够免费获得的公共卫生服务项目大大增多,有利于提高公共卫生服务的均等化。

二、上海的实践

为了提高上海市的基本公共卫生服务均等化水平,上海市在政府政策、财政筹资、资源配置等影响基本公共卫生服务均等化水平的重要因素方面发力,有效发挥初级卫生保障的兜底作用,同时强化公共卫生体系建设,实现了全市常住居民的基本公共卫生服务网络覆盖。为提高基本公共卫生服务均等化水平,上海市针对基本公共卫生服务项目发布了相应的政策法规。如2014年发布了《关于进一步完善本市公共卫生服务与管理的实施意见》,将基本和重大公共卫生服务项目划分为三类,同时又按照阶梯服务的原则,将各类免费项目覆盖不同人群,完善了卫生服务与管理工作,使更多群体能够享受到基本公共卫生服务,公平性得到了更好的体现。2016年发布的《上海市深化医药卫生体制改革"十三五"规划》,强调全面实施国家基本和重大公共卫生服务项目,实行公共卫生服务分级分类管理,增加新生儿疾病筛查、社区居民大肠癌筛查、60岁以上老人接种肺炎疫苗等三项重大公共卫生项目,提升基本公共卫生服务均等化水平。2020年发布了《上海市推进社区医院建设工作方案》,推进上海市社区卫生服务能级提升,推动构建优质、高效的医疗健康服务体系,以保障居民基本健康服务需求在区域内得到有效满足,促进了基本公共卫生服务可及性的提高。在财政投入方面,上海市严格依据"基于国家标准、高于国家标准"的原则拟定上海市基本公共卫生服务项目,且经费投入逐年增加,并设最低线,从而在财政筹资方面保障基本公共卫生服务均等化的顺利开展。在资源配置方面,上海市采取了社区卫生服务网络标准化建设,提升各个站点的硬件水平并改善机构环境,在满足街道、社区、城镇居民卫生服务需求的同时,优化物力资源配置,提高服务的质量。

三、天津的实践

天津市通过加强财政筹资、政策制定、组织管理、签约服务、信息化建设等重点工作,向市民提供质量可靠、公平可及的医疗卫生服务。财政投入方面,2020年天津市人均基本公共卫生服务经费标准为99元,基本公共卫生服务经费的大幅提高,为服务开展提供了充足的经费保障。政策制定方面,天津市坚持以大健康理念为引领,以"政府出资定项、基层机构提供服务、实行项目管理、建立科学考核机制、居民免费享有"的社区公共卫生服务思路制定相关政策,以此保障居民能够享受到优质的基本公共卫生服务。基本公共卫生服务内容方面,在实行12类国家基本公共卫生服务项目的基础上,增加了妇女儿童健康促进、大肠癌筛查、适龄儿童窝沟封闭等18类特色项目。加强组织管理方面,强化组织领导和完善管理制度是平稳推进基本公共卫生服务的保障,成立基本公共卫生服务项目专门领导小组,负责基本公共卫生服务项目的开展与落实,保障居民能切实享受到服务;完善基本公共卫生服务项目的实施方案、执行标准等制度,确保提供的基本公共卫生服务的均一性。天津市将信息化建设与签约服务结合,依托互联网数字管理平台,创建基层数字健康共同体,以此扩大签约覆盖范围、提升基本服务质量,有效缩小了城乡基本公共卫生服务质量的差距,推动了基本公共卫生服务均等化。

四、深圳的实践

深圳从增加基本服务内容、强化服务能力、提高经费投入来推进基本公共卫生服务均等化进程。2020年发布的《市卫生健康委市财政局关于做好近期国家基本公共卫生服务项目工作的通知》对基本公共卫生服务的内容种类进行调整,国家基本公共卫生服务项目由14项增加到28项,同时把部分重大公共卫生项目划入基本公共卫生服务项目中,让更多居民享受到"升级"版本的基本公共卫生服务。在增加服务项目的基础上,为了保证服务能力,深圳在各社区、街道设立健康社区建设工作委员会,同时将社区生育文化中心转型升级为健康家庭服务中心,通过增加基层医疗服务机构和服务中心,提高基本公共卫生服务能力,使得更多的居民能享受到基本公共卫生服务。建立真实完整的实名制居民电子健康档案,居民可以自主选择一家定点服务机构作为本人居民电子健康档案的责任管理单位,而责任管理单位要负责核实市民填报的信息、跟踪市民接受基本公共卫生服务的情况,保证居民电子健康档案的真实性、完整性,此外,定点服务机构还应当建立信息安全和个人隐私保密工作制度,真正发挥居民电子健康档案记录一生、服务一生、管理一生、受益一生的作用,让基本公共卫生服务更可及、更精准。2019年深圳基本公共卫生服务经费财政补助标准为全国最高,常住人口达到人均70元,并建立了动态调整的基本医疗服务财政补助机制和筹资机制,使得基本公共卫生服务均等化的推进在经费上得到了保障。

五、武汉的实践

武汉市围绕《国家基本公共卫生服务规范》对公共卫生服务建设的要求,通过加大财政政策的支持,调整优化投入与投资结构,加大对基础公共卫生服务设施的投入,为城乡各级卫生服务站点配置设施设备,有效地推进了基本公共卫生服务公平可及。通过采取提高补助标准、保障经费及时到位、加强资金监管等政策措施,来强化基本公共卫生服务均等化进程。2020年武汉市人均基本公共卫生服务经费补助标准为74元,新增5元经费全部落实到乡村和城市社区,统筹用于基层医疗卫生机构开展公共卫生服务的费用支出,加强基层公共卫生服务能力。在保障经费及时到位方面,按照"当年预拨,次年结算"的原则,保证在当年6月底前对基层医疗卫生机构的补助资金到位50%,第二年3月底根据考核结果再据实支付,结余资金则转入下年继续使用,资金的按时、及时发放有力地保障了基本公共卫生服务的开展。在加强资金监管方面,对基本公共卫生服务专项经费实行专账管理、专款专用、专项核算,全面执行补助资金国库直达,杜绝二次分配,有效的资金保障管理推动了基本公共卫生服务的顺利进行。武汉市为缩小城乡基本公共卫生服务的质量差距,积极推动基层医疗卫生机构、上级医疗卫生机构和疾控等专业公共卫生机构间的信息系统互联互通,推动远程服务,对基本公共卫生服务的开展进行指导,以提高服务质量;依托家庭医生,以不同慢病为基本单元,组建医生团队,通过团队与家庭的紧密联系,提高基层服务质量。通过采取这一系列措施,有效地提高了基本公共卫生服务在城乡居民间的公平性。

六、浙江嘉兴的实践

浙江嘉兴通过卫生重大项目建设和医疗卫生创新等措施,推进基本公共卫生服务项目的开展,建立了新型的以优质医疗资源下沉和医务人员下基层、提升县域医疗卫生机构服务能力和群众满意度、分级诊疗、社区责任医生签约为内容的医疗服务新模式,在服务数量和质量上提高了城乡基本公共卫生服务的公平性;通过建设智慧嘉兴,率先在全国建成生育健康电子检测系统及涵盖城乡一体的区域医疗卫生信息化平台,有效提升了基本公共卫生服务供给的效率和质量,进一步强化了基本公共卫生服务能力,扩大了服务供给的覆盖面。2020 年发布了《嘉兴市人民政府关于推进健康嘉兴行动的实施意见》,其中把基本公共卫生服务工作作为推进健康嘉兴的基础,通过开展基本公共卫生服务项目、增加项目种类、覆盖全部人群来保障市民健康,在此过程中使更多的居民能够享受到数量更多、质量更高的基本公共卫生服务。

第四章 基本公共卫生公平理论框架构建

第一节 模型构建的理论基础

一、罗尔斯正义理论

对于正义的作用与价值,罗尔斯认为除非不平等分配有利于最不利者,那么所有的社会基本价值(或者说基本善),也就是收入和财富、自由和机会及自尊的基础都应被平等地分配。他所强调的公平的第一原则是权利平等,即每个人都应有一种平等的权利。公平的第二原则是社会和经济的不平等应做到使处于最不利地位的人获得最大利益。在罗尔斯看来,不能为了多数人的利益而牺牲少数人的权益,而弱势群体往往是最容易被侵犯的人群,因此正义理论有力地保护了弱势群体。罗尔斯还提出分配正义的核心是要建立一种无论事情变得怎样,作为结果的分配都是正义的社会制度。他还设计了政府实现均等的路径,这些关于正义的思想对于研究中国基本公共卫生服务的公平问题有很好的启示和指导作用。

二、医疗保健公正理论

美国学者丹尼尔斯认为每个人都有平等享有医疗保健资源的权利,医疗保健服务不应该依据支付能力进行分配,支付的负担不应该由患者一力承担,应当给予人们平等的机会去维护获得医疗保健服务的权利,公平均等机会应作为医疗保健服务的道德原则。他认为国家应该保证基本的医疗保健需要,比如覆盖公共卫生、基本医疗、健康教育等，医疗保健领域仅是满足公民基本医疗保健需要，保护公平平等的机会是有限度的。另外，医疗保健服务的程度需要通过公平的协商来确定，无论是确定医疗保健服务类别的优先序还是关于决策权的使用，都要通过公平的程序。他还与其他两位学者提出十个公平性指标：覆盖与参与程度、尽量减低非财务的障碍、保健的全面性与利益均等、以社群定保费比率、依付费能力定保费、医疗效率、财务效率、向民众负责、与其他开支相比、病人择医自由度。这些公平性指标可以帮助我们厘清在基本公共卫生服务中与公平性相关的要素有哪些，丹尼尔斯后来将其开发为评价发展中国家卫生改革公平性的政策工具。丹尼尔斯的理论对我们研究基本公共卫生的公平要素具有重要的启示。

三、卫生系统宏观模型理论

卫生系统宏观模型是运用系统思想分析卫生系统宏观运作规律的理论模型。该理论认为卫生系统的构成依据一定规律运作，可用一系列模块表达，具有相应的逻辑关系。通过内外部模块反映卫生系统的内部运作与外环境之间的关系。其中，内部模块遵循"结构—过程—结果"的逻辑，投入的卫生"资源"通过特定的服务"过程"产出相应的"结果"，内部模块体现的是卫生系统行为的内部动力。而外部模块体现的是系统行为的外在动力，对内部模块起决定性作用。在本研究中，主要借鉴卫生系统宏观模型内部模块"结构—过程—结果"的逻辑关系，用于指导基本公共卫生公平理论框架关键环节间的逻辑化和结构化。

四、卫生服务系统控制柄理论

卫生服务系统控制柄理论认为卫生服务系统存在规制、筹资、组织、支付、行为五个"控制柄"，覆盖了改善卫生服务系统绩效所涉及的机制和过程。所有对卫生服务系统的投入，都通过这五个控制柄对目标起作用。如果将政策建议视为对基本公共卫生服务系统的新投入，绩效目标为增加基本公共卫生服务系统的公平性，其关系适用卫生服务系统控制柄理论。这些控制柄直接影响基本公共卫生服务可及性、服务的质量、成本补偿，并最终影响政策目标人群的受益和公平利用程度。

第二节　基本公共卫生服务公平理论框架构建

一、基本公共卫生服务公平的关键要素确定

基本公共卫生服务公平所需解决的问题涉及太多方面,因此只需要在众多的问题中明确关键问题,也就是明确实现基本公共卫生服务公平的关键要素即可。为明确实现基本公共卫生服务公平的关键要素,可从体现理论成果的相关理论和能够反映实践情况的文献研究两方面进行分析。

(一)实现基本公共卫生服务公平的理论要素确定

从公共卫生服务公平研究所涉及学科领域的已有理论来看,所需解决的公平问题主要有:

1.全民健康覆盖要解决的公平性问题包括如何公平享有卫生资源、如何公平享有卫生服务和如何公平享有保障制度。如何公平享有卫生资源也就是如何保证人人都有获得所需卫生服务的权利和机会,即覆盖所有人口的机会公平,包括基层医疗卫生服务体系要能够提供服务机构、服务人力等资源以保证服务的可获得。其次,如何保证人们享有具有质量保证的服务,即服务提供公平,因为有质量的公共卫生服务才能有效改善人们的健康状况,实现服务受益。最后,如何保证人们在获得卫生服务时不会出现经济困难,因为对于需方而言无须支付费用,公共卫生服务是免费的,所以此问题转化为供方财政支出的负担公平问题。概括而言,全民健康覆盖提示基本公共卫生服务公平应包含机会公平、提供公平和负担公平三个要素。

2.罗尔斯正义理论要解决的公平性问题包括如何使每个人都拥有平等的机会;如何做到使处于最不利地位的人获得最大利益;如何在机会平等的情况下将公共职务和地位向所有人开放。概括而言,罗尔斯正义理论提示基本公共卫生服务公平应包含权利公平、受益公平、机会公平三个要素。

3.医疗保健公正理论要解决的公平问题包括如何使每个人都有平等享有医疗保健资源的权利;如何保障普遍让民众取得使用的覆盖与参与;如何尽量减低非财务的障碍;如何实现保健的全面性与利益均一,医疗政策和设施都能让每一位公民在公平的机会之下进行竞争;如何保证让所有受到决策影响的人,具有公开透明的

信息与公正的机会来参与过程;如何保证与其他开支之相比,医疗保健是最优先之考虑;如何保证病人具有选择医疗保健服务提供者、选择医疗科目、可替换的医疗保健服务提供者、标准的程序的权利。概括而言,医疗保健公正理论提示公平应包含机会公平、负担公平、提供公平、受益公平、程序公平、权利公平六个要素。

通过对公平相关理论的总结归纳,理论所要解决的公平问题主要包括如何保证机会的公平、如何保证提供的公平、如何保证负担的公平、如何保证权利的公平、如何保证结果的公平、如何保证程序的公平这六个问题,其中以如何保证机会的公平、如何保证提供的公平、如何保证负担的公平、如何保证受益的公平是各理论共同表达的关键理论要素。

(二)实现基本公共卫生服务公平的文献问题确定

实现基本公共卫生公平的关键问题应该是在现实实践中表现很突出,同时受到广大研究者关注的问题。通过总结归纳学者关注研究的问题,可以明确实现基本公共卫生服务公平的文献关键问题。通过梳理相关文献,发现学者对实现基本公共卫生服务公平需要解决的问题主要有服务经费财政投入不足、分配不均;服务人员数量、质量差异性大;服务内容、服务方式异质化;服务对象服务需求不足、参与积极性不高;运行机制、协调机制、法律法规不完善等 26 个问题,见表1。现有文献提及的实现基本公共服务公平需要解决的 26 个问题,虽然是散在、各有侧重的问题,但可归纳为以下几个大的方面:如何实现筹资公平、如何实现提供公平、如何实现服务利用公平、如何实现受益公平。也就是说,文献研究提及的公平要素主要包括筹资公平、提供公平、受益公平、利用公平四个要素。

表 1 影响基本公共卫生服务公平的文献问题

序号	文献摘录字段	问题归类
1	基本公共卫生服务经费财政投入不足	筹资问题
2	基本公共卫生经费增幅缓慢,与卫生总投入增幅不均等	筹资问题
3	均等化运行机制不健全	制度问题
4	服务内容动态调整机制不完善	提供问题
5	绩效考核机制有待完善	制度问题
6	基层服务能力不足,服务人员积极性不高	提供问题
7	基本公共卫生服务人员数量不足,技术水平不高	提供问题

续表

序号	文献摘录字段	问题归类
8	基本公共卫生服务提供能力较弱	提供问题
9	服务意识差,存在重治轻防思想	提供问题
10	健康结果不均等	受益问题
11	居民健康意识薄弱、服务需求不足、参与积极性不高	利用问题
12	专项资金管理存在诸多问题	制度问题
13	信息化手段尚需进一步完善	提供问题
14	政策宣传不到位,居民知晓率低	提供问题
15	政府管理部门间缺少有效的协调联动机制	制度问题
16	缺少对基本公共卫生服务经费的管理使用以及项目的实施做出详细规定的法律法规	制度问题
17	可及性不平等,可利用资源较少	受益问题
18	基本公共卫生投入地区差异较大	筹资问题
19	不同地区基层医疗卫生机构财政补助不均等	筹资问题
20	基本公共卫生服务城乡、地区差异化供给	提供问题
21	服务内容及质量尚需加强	提供问题
22	区域间服务不均衡	受益问题
23	基本公共卫生服务资源配置差异较大	提供问题
24	农村和一些偏远地区基本公共卫生基础设施薄弱,卫生人员队伍和服务能力弱	提供问题
25	基本公共卫生服务的提供方式过于单一	提供问题
26	政府间权责划分不明确	制度问题

（三）实现基本公共卫生服务公平的关键要素确定

相关理论和文献研究分别从理论和实践层面提示我们实现公平所需解决的问题,主要包括如何保证机会的公平、如何保证提供的公平、如何保证筹资的公平、如何保证权利的公平、如何保证结果的公平、如何保证程序的公平这六个问题,其中以如何保证机会的公平、如何保证提供的公平、如何保证筹资的公平、如何保证受益的公平为关键问题。从文献研究所涉及的问题来看，虽然 26 个问题各有侧重，但主要集中在如何实现筹资公平、如何实现提供公平、如何实现利用公平、如何实现受益公平、如何实现制度公平。由此，可总结归纳出理论和文献研究共同提示的实现基本公共卫生服务公平需要回答的关键问题有：如何保证制度公平、如何实现筹资公平、如何实现提供公平、如何实现受益公平四大类问题。也就是说，回答好这四大类问题，应该能在理论和实践上把握实现基本公共卫生服务公平的关键点。

通过专家论证，在四个关键要素的认同度选择中，90%的专家对筹资公平关键要素完全认同；80%的专家对提供公平和受益公平关键要素完全认同；40%的专家对制度公平关键要素不认同；评分方面，筹资公平要素 9.9 分，提供公平要素 9.5 分，受益公平要素 9.6 分，制度公平要素 5.6 分。由此可见，专家对基本公共卫生服务公平关键要素中的筹资公平、提供公平和受益公平是比较认同的，但对制度公平认同度较低，因此，基本公共卫生服务的关键要素修改为筹资公平、提供公平和受益公平。再进行第二轮论证，在三个关键要素中，100%的专家对筹资公平关键要素完全认同；90%的专家对提供公平和受益公平关键要素完全认同；评分方面，筹资公平要素 9.9 分，提供公平要素 9.6 分，受益公平要素 9.6 分。综上，基本公共卫生服务的关键要素确定为筹资公平、提供公平和受益公平。

二、基本公共卫生服务公平关键环节确定

基本公共卫生服务公平是以实现每个环节的服务公平为基础的，任何一个环节出现差异都会对实现公平的目标产生影响，因此，如何从各个环节保证服务的公平提供是实现公平的关键点。在明确基本公共卫生服务公平关键要素的基础上，需要确定开展基本公共卫生服务公平研究的关键环节，再将关键环节结构化和逻辑化，最终形成基本公共卫生服务公平研究的理论框架。

本研究基于全民健康覆盖核心内涵来明确实现基本公共卫生服务公平所应包含的关键环节。全民健康覆盖是指使人获得高质量的基本卫生服务并防止遭受经济风险，其包含三个核心内涵——服务覆盖、人口覆盖和费用覆盖。①服务覆盖，指卫生机构所提供的卫生服务的覆盖广度以及人们获取服务的方便程度，保证人们能够获取服务所需的资源可及性。②人口覆盖，指目标人群对基本卫生服务的实际利用和受益情况。③费用覆盖，指获得基本卫生服务时不会出现经济困难。本研究借鉴该理念的内涵作为框架构建关键环节的要素，但值得注意的是，基本公

共卫生服务是由国家免费向全体社会成员提供，经费由各级财政支出，因此本研究中的费用覆盖不是针对个体利用服务需要负担的费用，而是财政承担筹资责任需要支出的费用，包括不同层级财政支出（纵向）、不同地区财政支出（横向）以及跨地区人口财政支出三个子环节，用财政投入覆盖维度表示；本研究中的服务覆盖主要体现在服务提供环节，包括了服务资源覆盖（服务机构和服务人力）、服务过程覆盖（服务内容、服务方式和服务质量）、服务成本覆盖三个子环节，用服务提供覆盖维度表示；本研究中的人口覆盖体现为基本公共卫生服务人群覆盖的机会公平和脆弱人群服务利用的受益公平，反映的是国家投入、服务及制度对于缩小人群经济差异发挥的作用和倾向，用人口健康覆盖维度表示。因此，全民健康覆盖框架下实现基本公共卫生服务公平的关键环节确定为对应的财政投入覆盖、服务提供覆盖、人口健康覆盖三个环节。根据前面研究的结果，基本公共卫生服务公平研究的关键要素为"负担公平""提供公平""受益公平"。其中负担公平纳入财政投入覆盖环节，提供公平纳入服务提供覆盖环节，受益公平纳入人口健康覆盖环节；也就是说，基本公共卫生服务为了达成其公平目标必须要经历这三个环节，这三个环节从理论上来说应该能够成为实现基本公共卫生服务公平的关键环节。

通过专家论证，在三个关键环节中，90%的专家对人口健康覆盖完全认同，80%的专家对服务提供覆盖环节完全认同，70%的专家对财政投入覆盖环节完全认同，没有专家对关键环节不认同；评分方面，人口健康覆盖环节 9.7 分，服务提供覆盖环节 9.5 分，财政投入覆盖环节 9.2 分。由此可见，专家对实现基本公共卫生服务公平三个关键环节的认同度均较高。

三、基本公共卫生服务公平理论框架构建

基本公共卫生公平理论框架的维度之间、维度内子维度间存在相互作用机制。全民健康覆盖从费用覆盖、服务覆盖、人口覆盖三个维度去实现卫生服务公平的目标，基于基本公共卫生服务是纯公共产品的特点，费用覆盖由个体负担转变为财政投入；服务覆盖延展至服务资源、服务内容、服务方式、服务质量、服务成本等多个子维度的考量；人口覆盖除了广度上的覆盖子维度之外，还有深度上的受益分布子维度。财政投入为实现基本公共卫生服务公平提供动力，基本公共卫生服务可获得（资源覆盖）、可接受（服务内容、服务方式、服务质量）是保障居民基本公共卫生服务利用的前提条件，基层卫生机构提供服务产生的成本能否补偿，将影响基本公共卫生服务提供行为进而影响服务质量。从基本公共卫生服务政策决策逻辑链来

看,国家通过投入基本公共卫生服务经费,配置基层卫生服务机构以及公共卫生人力,希望通过资源的配置产出一定数量和质量的服务,居民通过利用这些服务,提高全民健康水平,最终实现人人健康受益的目标。因此,借鉴卫生系统宏观模型理论模型内部子模逻辑流程,基于投入的卫生"资源"会通过特定的服务"过程"产出相应的"结果",建立基本公共卫生服务公平理论框架"起点公平—过程公平—结果公平"逻辑关系链。从资源投入到产出服务效果的全过程主要经历三个阶段,即起点的"财政投入覆盖"、过程的"服务提供覆盖"、结果的"人口健康覆盖"。基本公共卫生服务体系整体可以作为一个宏观的健康生产单元,其公平目标实现是一个从起点到过程到结果的逻辑过程。将以上研究的关键公平要素整合纳入逻辑链,起点阶段实现财政投入公平覆盖,包括财政支出过程中的不同层级政府财政负担公平、不同地方政府财政负担公平和跨地区人口财政支出负担公平;过程阶段实现服务提供公平覆盖,包括服务资源公平覆盖、服务过程公平覆盖以及服务成本公平覆盖,其中,服务资源覆盖服务需求,服务过程覆盖服务期望,服务成本补偿覆盖服务行为;结果阶段实现人口健康公平覆盖,包括人群覆盖的利用公平和不同人群服务利用后受益公平,见图1。可见,公平要素贯穿于服务链的各个阶段,全民健康覆盖的核心内涵体现在基本公共卫生服务从起始到过程到结果的各环节,各环节之间联系紧密、连贯性较强,能够充分反映基本公共卫生服务系统公平产生的逻辑和流程。

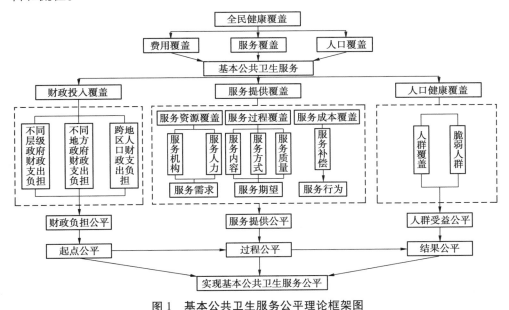

图1　基本公共卫生服务公平理论框架图

　　基于全民健康覆盖的基本公共卫生公平理论框架将提供系统性和整体性的一种研究范式。一方面,有助于全面认识基本公共卫生服务体系公平起点、过程、结果逻辑的整体性和系统性;另一方面,各公平要素关键变量会为后续基本公共卫生服务均等化政策分析提供参考和借鉴,为提升中国基本公共卫生公平提供多维理论工具。

第五章 基于财政投入覆盖维度的 基本公共卫生公平

由于基本公共卫生服务是纯公共产品,卫生资源要实现高效公平的配置不能依靠市场调节,财政投入成为基本公共卫生资源配置的主体。对于基本公共卫生服务供给,政府各级财政支出是主要提供途径。实现基本公共卫生服务公平的财政投入覆盖主要体现在财政支出成本负担的公平性方面,除了关注不同层级政府以及不同地区政府的财政支出负担之外,我们还应关注因为人口跨区域流动,为满足其健康需求而产生的地区财政支出负担问题,因此,我们将从不同层级、不同地区以及跨地区流动人口三个视角来分析基本公共卫生服务财政支出公平性,进而说明基于财政投入覆盖维度的基本公共卫生公平情况。

一、不同层级基本公共卫生服务财政支出成本负担公平性分析

基本公共卫生服务使用者不用承担任何费用,服务项目所需资金全部由中央和地方财政投入。国家基本公共卫生服务项目的经费补助逐年增加,从 2009 年的人均 15 元增至 2019 年的人均 69 元。对需方而言,不存在经济负担,国家财政投入已经实现全覆盖;对供方而言,国家基本公共卫生服务财政成本负担从 2009 年的 200.18 亿元增加到 2019 年的 966.03 亿元,见表 2、图 2。

表 2 2009—2019 年国家基本公共卫生服务项目财政支出成本负担表

年份	人均补助标准/元	增长率/%	人口数/万人	成本负担/亿元
2009	15	–	133 450	200.18
2010	15	–	134 091	201.14
2011	25	66.67	134 735	336.84

续表

年份	人均补助标准/元	增长率/%	人口数/万人	成本负担/亿元
2012	25	–	135 404	338.51
2013	30	20.00	136 072	408.22
2014	35	16.67	136 782	478.74
2015	40	14.29	137 462	549.85
2016	45	12.50	138 271	622.22
2017	50	11.11	139 008	695.04
2018	55	10.00	139 538	767.46
2019	69	25.45	140 005	966.03

数据来源：2009—2019 年国家卫健委、财政部、国家中医药管理局《关于做好基本公共卫生服务项目的通知》

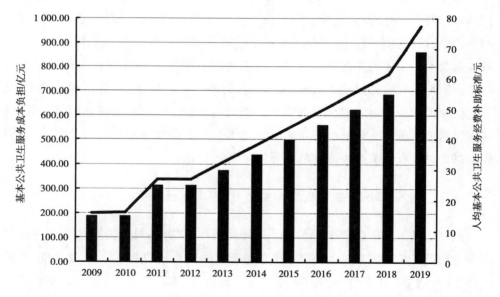

图 2　2009—2019 年人均基本公共卫生服务经费补助标准及财政支出总负担趋势

　　我国的公共卫生财政支出反映在一定经济条件下，政府对基本公共卫生投入的重视程度。从财政部 2010—2018 年中央预算决算来看，我国基本公共卫生服务经费占公共卫生支出的比重从 2010 年的 27.67% 增至 2018 年的 38.92%，增加了 11.25 个百分点，见表 3。国家基本公共卫生服务财政支出比重的上升变化反映了政府在分配财力资源时保基本的全民健康覆盖公平价值取向，见图 3。

表 3 2010—2018 年中央公共卫生各项支出占比结构表

年份	公共卫生支出占医疗卫生支出/%	基本公共卫生服务占比/%	重大公共卫生专项占比/%	突发公共卫生事件应急处理占比/%	其他公共卫生占比/%
2010	16.01	27.67	22.98	2.17	10.10
2011	17.38	28.83	19.98	0.55	5.56
2012	15.21	30.97	22.09	0.53	5.91
2013	14.56	33.52	19.75	0.74	5.91
2014	12.91	34.80	20.99	0.61	5.93
2015	12.97	37.39	17.85	0.39	6.20
2016	12.86	37.96	16.41	0.37	5.56
2017	13.05	36.96	15.23	0.45	7.20
2018	13.05	38.92	14.13	0.33	7.39

数据来源:财政部 2010—2018 中央预算决算表

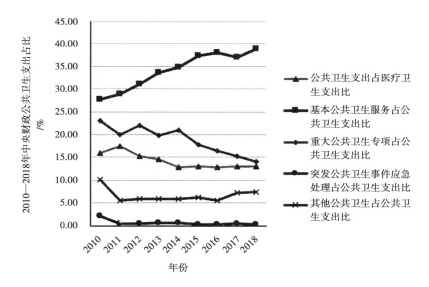

图 3 2010—2018 年中央财政各类公共卫生支出占比

目前,我国基本公共卫生服务明确为中央与地方共同财政事权,中央制定基本公共卫生服务人均经费国家基础标准,由中央财政和地方财政共同承担支出责任。地方政府可以在确保国家基础标准全部落实到位的基础上,合理增加服务内容或提高服务标准,增支部分由地方财政负担。省级政府还可以合理划分省以下各级政府的财政事权和支出责任。

从 2009—2019 年部分省市公开的基本公共卫生服务项目经费各级政府财政

支出结构来看,中国基本公共卫生服务不同层级筹资责任的安排,总体上呈现东部区域中央财政承担小头,省市两级财政承担大头;中、西部地区中央财政承担大头,省市两级财政承担小头的态势,见表4。从各层级地方财政分担的情况看,东部地区省市级政府财政支出负担较高,比如广东省省级政府承担45%,市级承担22.5%,县级承担22.5%;上海市市级财政承担筹资责任则高达95%。因为中央承担了西部地区80%以上的筹资责任,剩余不到20%的筹资责任一般由省市和区县各承担一半,比如新疆维吾尔自治区和内蒙古自治区财政和地市、县(盟)财政各自承担6.67%。对于中部地区,中央财政承担60%的筹资责任,省级财政承担剩余40%的一半左右,地市和区县财政再平均承担剩余的一半筹资责任。总的来说,中央政府承担了中西部地区基本公共卫生服务筹资的主要责任,而省市政府承担了东部地区基本公共卫生服务筹资的主要责任。

表4　2009—2019 年部分省市基本公共卫生服务项目经费筹资责任划分比例

区域	年份	省(市)区县	人均 GDP /万元	中央财政 /%	省财政 /%	市财政 /%	区县财政 /%
东部	2009	广东省英德市	3.94	10.00	45.00	22.50	22.50
	2010	广东省英德市	4.47	10.00	45.00	22.50	22.50
	2011	广东省英德市	5.08	10.00	45.00	22.50	22.50
	2016	上海市长宁区	11.66	5.41	—	94.59	—
	2017	上海市长宁区	12.66	3.98	—	96.02	—
	2018	山东省威海市	7.63	10.00	30.00	15.00	45.00
中部	2009	吉林省长白县	2.66	60.00	20.00	—	20.00
	2010	吉林省长白县	3.16	60.00	20.00	—	20.00
	2010	江西	2.13	60.00	26.67	6.67	6.67
	2011	吉林省梅河口市	3.85	80.00		20.00	—
	2011	安徽省蚌埠市	2.57	66.91	20.00	6.00	7.09
	2014	山西省晋城市	3.51	60.00	20.00	10.00	10.00
	2016	山西省阳泉市	3.55	60.00	20.00	10.00	10.00
	2016	江西	4.04	75.58	24.42	—	
	2016	河北	4.31	60.00		40.00	
	2017	河北	4.54	60.00		40.00	
	2018	江西省高安市	4.74	60.00	24.00	16.00	—
	2018	黑龙江	4.33	60.00	16.36	23.64	
	2018	河北	4.78	60.00		40.00	
	2019	河北	4.63	60.00		40.00	

续表

区域	年份	省(市)区县	人均GDP/万元	中央财政/%	省财政/%	市财政/%	区县财政/%
	2009	广西	1.60	80.00	10.00	10.00	
	2009	新疆三地州牧区	1.99	80.00	20.00	—	
	2009	新疆三地州城市	1.99	80.00	6.67	13.33	—
	2010	云南	1.58	80.00		20.00	
	2010	新疆奇台县	2.50	80.56	10.72	—	8.72
	2011	广西	2.53	92.00		8.00	
	2012	广西	2.80	80.36	11.61	8.04	
	2012	青海省平安县	3.32	50.00	33.75	—	16.25
	2013	广西	3.07	76.67	10.00	13.33	
	2013	内蒙古包头市	6.78	80.00	6.67	6.67	6.67
	2013	内蒙古东乌旗	6.78	80.00	6.67	6.67	6.67
	2013	新疆南疆三地州	3.76	83.33	16.67	—	—
西部	2013	新疆其他地州	3.76	83.33	6.67	—	10.00
	2014	内蒙古兴安盟	7.10	80.00	6.67	6.67	6.67
	2014	内蒙古包头市	7.10	80.00	6.67	6.67	6.67
	2015	内蒙古兴安盟	7.11	80.00	6.67	6.67	6.67
	2015	内蒙古呼和浩特	7.11	80.00	6.67	6.67	6.67
	2015	内蒙古包头市	7.11	80.20	6.77	6.52	6.52
	2015	新疆福海县	4.00	87.50	5.00	—	7.50
	2016	新疆福海县	4.06	86.67	6.67	—	6.67
	2016	内蒙古兴安盟	7.21	80.00	6.67	6.67	6.67
	2016	四川省平昌县	4.00	80.00	12.73	—	7.27
	2018	广西天等县	4.15	80.00	12.00	—	8.00
	2019	四川省遂宁市	5.58	82.39	7.48	3.80	6.32
	2019	四川雅安芦山县	5.58	80.00	10.00	10.00	

数据来源:根据国家财政部及各省市财政局公开发布的基本公共卫生服务经费分拨数据整理

　　从部分省市公开的经费分拨比例可以看出,2009—2019 年,中央政府基本公共卫生服务专项转移支付占基本公共卫生服务总筹资水平的比重,大约保持在西部 80%,中部 60%,东部 3.98%～10%。综上,基本公共卫生服务项目财政分档筹资方式已经从纵向上考虑到不同层级政府的收入状况与支出责任的匹配性,体现了筹资责任的纵向公平,见图 4。

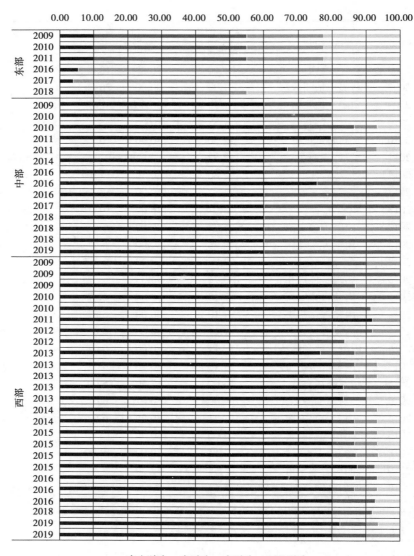

图 4　部分省市公开的基本公共卫生服务项目经费分拨比例图

二、不同地区基本公共卫生服务财政支出成本负担公平性分析

对 2010—2018 年 31 个省市地区基本公共卫生服务财政支出进行动态差异分析。从变异系数来看,31 省市承担基本公共卫生服务财政支出的差异变化不大,基本在 0.91 左右波动;艾肯森指数的参数 ξ 取 1.5,与变异系数相比,艾肯森指数的

区域差异度显示较高,指数呈总体下降趋势,说明 2010—2018 年地区间承担基本公共卫生服务财政支出的差异出现缩小的趋势;从全域 Moran 指数来看,2010—2018 年 Moran 指数均为正值,说明 31 省市承担基本公共卫生服务财政支出在空间分布特征上呈正相关,指数值为 0.320 8~0.336 6,波动幅度较小,总体比较稳定,见表 5。

表 5　2010—2018 各地区基本公共卫生服务财政支出区域差异指标值

年份	变异系数(CV)	艾肯森指数(ξ=1.5)	Moran 指数(I)	Z(I)	P
2010	0.914 2	0.668 0	0.335 6	3.444 3	0.001
2011	0.912 6	0.570 2	0.335 4	3.289 5	0.001
2012	0.911 7	0.569 0	0.334 7	3.294 5	0.001
2013	0.909 6	0.526 7	0.336 6	3.312 8	0.001
2014	0.910 6	0.633 6	0.336 7	3.314 9	0.001
2015	0.910 8	0.449 1	0.335 1	3.305 9	0.001
2016	0.912 8	0.417 4	0.332 5	3.299 0	0.001
2017	0.917 1	0.381 4	0.330 7	3.277 7	0.001
2018	0.917 7	0.348 2	0.320 8	3.193 7	0.001

为了更加直观地分析各地区的基本公共卫生服务财政支出负担在全域的集聚态势,分别选取 2010 年、2013 年、2016 年、2018 年四个年度绘制散点图,通过对比发现,四个年度 31 省市的点基本分布在一条直线附近,基本公共卫生服务财政支出负担分布较为一致,变化不大;从象限来看,落入第一、三象限的地区较多,说明 2010—2018 年 31 省市承担基本公共卫生财政支出在空间上呈正相关分布,具有空间同质性,即高支出负担和高支出负担区域同质聚集,低支出负担和低支出负担区域同质聚集,见图 5。

利用 ACRGIS10.2 计算 2010 年、2013 年、2016 年、2018 年各地区承担基本公共卫生服务财政支出负担的 G 指数,发现地区基本公共卫生服务财政支出负担空间上呈现出以青海、西藏、甘肃为主的西部、西北部低值区分布,安徽、浙江为主的东南部高值区分布,高高型、低低型区域具有同向作用,说明各地区财政支出负担存在空间关联性。

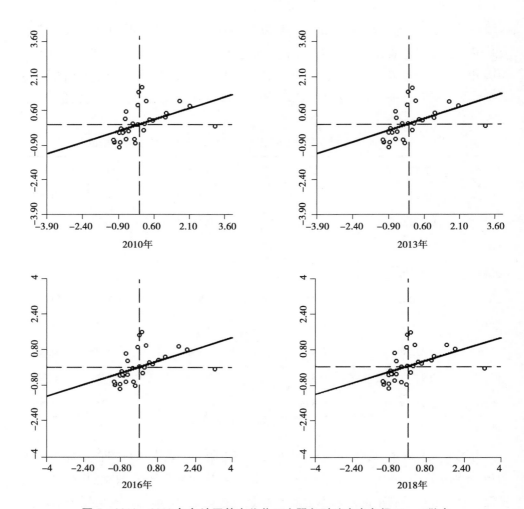

图 5　2010—2018 年各地区基本公共卫生服务财政支出负担 Moran 散点

三、跨地区流动人口基本公共卫生服务财政支出负担差异分析

跨地区流动人口对城市现代化建设与经济发展发挥着重要作用,但其在流动过程中面临着比本地人口更多的健康风险,基本公共卫生服务通过免费向全体社会成员提供,对改善流动人口的健康水平至关重要。目前基本公共卫生服务经费按照常住人口数进行补助,常住人口数则由所在地社区居委会定期上报,现实中仍然存在常住半年以上的流动人口漏报现象以及流入半年以内的流动人口没有经费补助而无法享受服务的问题。接受基本公共卫生服务来维持健康往往被视为人的一项基本权利,这种权利不能因为流动的生活方式而改变。基于全民健康覆盖的

视角,流动人口理应成为全面推进基本公共卫生服务公平的重点人群。

通过 2015 年国家统计局对 31 省市流动人口数和当年的人均基本公共卫生经费 1% 人口小普查数据,测算各省市流动人口基本公共卫生服务财政支出负担,以人均 GDP 作为各省市的经济发展水平指标,将各省市经济发展水平与承担流动人口基本公共卫生服务财政支出负担进行排序比较,发现广东省为流入本省的流动人口承担的基本公共卫生服务财政支出负担最高,排在第 1 位,而广东省的经济发展水平指标(人均 GDP)仅排在第 8 位;城市人均 GDP 排列前三位的天津、北京、上海,其承担的流动人口财政支出负担仅分别位于第 24 位、第 11 位和第 7 位;提示地区间存在着经济发展水平与流动人口财政支出负担排序不匹配的现象,见图 6。分地区来看,东部地区各省市按经济发展水平承担流动人口财政支出负担差异大,中部地区(除吉林外)各省市按经济发展水平承担流动人口财政支出负担基本匹配,西部地区按经济发展水平承担流动人口财政支出负担差异性更加显著,如四川省流动人口财政支出负担排序第 1,而经济发展水平排序第 7,基本公共卫生服务财政支出负担相对其他西部省市也较重,而宁夏、青海等省(自治区)却完全相反,见图 7。

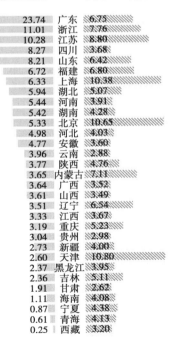

财政支出负担/百万元　　人均GDP/万元

	财政支出负担/百万元		人均GDP/万元
广东	23.74		6.75
浙江	11.01		7.76
江苏	10.28		8.80
四川	8.27		3.68
山东	8.21		6.42
福建	6.72		6.80
上海	6.33		10.38
湖北	5.94		5.07
河南	5.44		3.91
湖南	5.42		4.28
北京	5.33		10.65
河北	4.98		4.03
安徽	4.77		3.60
云南	3.96		2.88
陕西	3.77		4.76
内蒙古	3.65		7.11
广西	3.64		3.52
山西	3.61		3.49
辽宁	3.51		6.54
江西	3.33		3.67
重庆	3.19		5.23
贵州	3.04		2.98
新疆	2.73		4.00
天津	2.60		10.80
黑龙江	2.37		3.95
吉林	2.36		5.11
甘肃	1.91		2.62
海南	1.11		4.08
宁夏	0.87		4.38
青海	0.61		4.13
西藏	0.25		3.20

图 6　2015 年各地区按经济发展水平承担流动人口基本公共
卫生服务财政支出负担情况

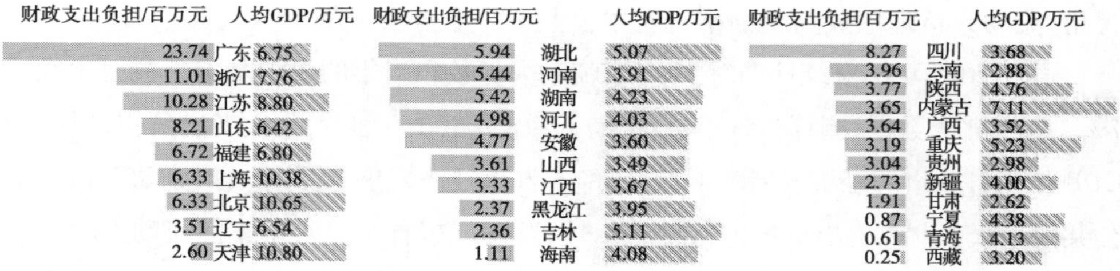

财政支出负担/百万元	人均GDP/万元	财政支出负担/百万元	人均GDP/万元	财政支出负担/百万元	人均GDP/万元
23.74 广东 6.75		5.94 湖北	5.07	8.27 四川	3.68
11.01 浙江 7.76		5.44 河南	3.91	3.96 云南	2.88
10.28 江苏 8.80		5.42 湖南	4.23	3.77 陕西	4.76
8.21 山东 6.42		4.98 河北	4.03	3.65 内蒙古	7.11
6.72 福建 6.80		4.77 安徽	3.60	3.64 广西	3.52
6.33 上海 10.38		3.61 山西	3.49	3.19 重庆	5.23
6.33 北京 10.65		3.33 江西	3.67	3.04 贵州	2.98
3.51 辽宁 6.54		2.37 黑龙江	3.95	2.73 新疆	4.00
2.60 天津 10.80		2.36 吉林	5.11	1.91 甘肃	2.62
		1.11 海南	4.08	0.87 宁夏	4.38
				0.61 青海	4.13
				0.25 西藏	3.20

**图 7　2015 年东、中、西部地区流动人口按经济发展水平承担
基本公共卫生服务财政支出负担情况**

通过访谈,基层机构反映:对流出地而言存在服务经费缺口大的不公平问题,流动人员进进出出存在短期性、无规律性和不确定性,尤其是在校大学生和外出务工的青壮年,暑假、寒假以及过年过节都有返乡,而健康服务需求具有长期性和连续性,不会因为他们的短期外出而中断,也不能因为他们外出回来而不提供。在经费按照常住人口进行补助的前提下,流出地也反映出经费补助的缺口大,不足以支撑流动人口连续性的基本公共卫生服务。

第六章　基于服务提供覆盖维度的基本公共卫生公平

按照基本公共卫生服务公平理论框架,从三个子维度对基本公共卫生服务提供公平进行分析。首先,对居民来说,服务可及和可获得是反映服务提供公平性的基础指标,服务可及主要体现在服务资源覆盖维度上,我们选取基层卫生服务机构的覆盖以及基层公共卫生专职人力的覆盖两个指标来分析。其次,在服务过程子维度中,通过服务内容、服务方式以及服务质量的差异,多维分析对服务公平性的影响。最后,服务成本补偿子维度反映服务过程中各种资源的损耗和资金的付出能否得到合理补偿,对于服务提供方而言是最基本的公平需求。

第一节　服务资源覆盖的公平分析

一、基层卫生服务机构覆盖

基层卫生服务机构是开展基本公共卫生服务的物质基础和基本要素,有力、高效、运转良好的基层卫生服务网络是实现全民健康覆盖的基础条件。中国按照每千人口1.2的标准设置基层卫生服务机构,已经在每个乡镇和社区人口相对密集的地点都设置了基层卫生服务机构,基本上形成全覆盖服务网络。对2010—2018年31个省市地区基层卫生服务机构数进行空间分布差异分析,可以看出各地区基层卫生服务机构数的变异系数和艾肯森指数($\xi=1.5$)变化趋势基本相同,变化态势平缓。2010—2018年的Moran指数值为$-0.041\sim0.268$,其中2010—2014年、

2017—2018 年 Moran 指数为负值,说明全国各省基层医疗服务机构在此时间段内集聚不明显,不存在空间相关性;2015—2016 年 Moran 指数为正值,说明此时段内全国各省基层医疗服务机构存在正相关关系,但 Z 检验得分为 2.508(2015 年),2.598(2016 年),说明在空间分布上集聚不强,提示基层卫生服务机构在空间上已经基本实现公平覆盖,见表 6。

表 6　2010—2018 年各地区基本公共卫生服务机构分布差异指标值

年份	变异系数(CV)	艾肯森指数($\xi=1.5$)	Moran 指数(I)	Z(I)	P
2010	0.641	0.995	−0.041	0.068	0.001
2011	0.637	0.995	−0.034	0.005	0.001
2012	0.634	0.995	−0.030	0.029	0.001
2013	0.632	0.995	−0.027	0.062	0.001
2014	0.624	0.995	−0.039	0.049	0.001
2015	0.631	0.998	0.259	2.508	0.001
2016	0.644	0.998	0.268	2.598	0.001
2017	0.636	0.995	−0.035	0.012	0.001
2018	0.620	0.995	−0.031	0.018	0.001

二、基层公共卫生人力覆盖

目前,在公共卫生投入由国家财政主要担负支付责任的前提下,服务人力成为基本公共卫生服务公平提供的核心,其直接影响着基本公共卫生服务的服务水平,是公平提供的关键因素和基础条件。在基层从事基本公共卫生服务的人力资源主要是基层医疗卫生机构的卫技人员,特别是从事公共卫生服务的专职人员。2018年,我国基层医疗卫生机构卫技人员有 268.30 万人,每万人口拥有基层医疗卫生机构卫技人员 19.21 人;基层医疗卫生机构中从事公共卫生工作的专职人员约有67.96 万人,每万人口基层公共卫生专职人员 4.87 人,每万人公共卫生专职人力东部多于西部,且中部最低。2012—2018 年东部、中部和西部地区每万人口拥有基层医疗卫生机构公共卫生专职人员数均呈现逐年上升趋势,东部、中部和西部地区分别从 2012 年的 4.03、3.64 和 3.85 人增加至 2018 年的 5.27、4.25 和 4.95 人,见表7、图 8。

表7 2012—2018年每万人口基层医疗卫生机构公共卫生专职人员数

年份	每万人口基层医疗卫生机构卫生技术人员				每万人口基层医疗卫生机构公共卫生专职人员			
	全国	东部	中部	西部	全国	东部	中部	西部
2012	15.22	15.89	14.36	15.20	3.86	4.03	3.64	3.85
2013	15.77	16.68	14.56	15.79	4.00	4.23	3.69	4.00
2014	16.00	16.69	14.91	16.19	4.05	4.23	3.78	4.10
2015	16.47	17.23	15.23	16.72	4.17	4.37	3.86	4.24
2016	17.19	17.91	15.98	17.43	4.35	4.54	4.05	4.42
2017	18.04	19.15	16.17	18.50	4.57	4.85	4.10	4.69
2018	19.21	20.82	16.77	19.56	4.87	5.27	4.25	4.95

数据来源:基层医疗卫生机构卫技人员数来自《中国卫生统计年鉴》,基层公共卫生专职人员数来自国家卫生健康委统计信息中心课题数据

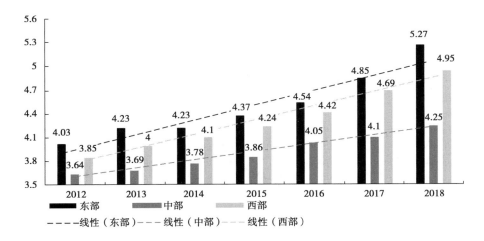

图8 2012—2018年每万人口拥有基层医疗卫生机构公共卫生专职人员数变化趋势

我国东部、中部和西部地区的基层公共卫生专职人力分布不均衡,2018年东中西部地区基层医疗卫生机构公共卫生专职人员分别占全国的45.08%、27.25%、27.67%,东部地区显著高于中部和西部。2012—2018年东部、西部地区基层医疗卫生机构公共卫生专职人员占比上升,而中部地区占比下降,由2012年的29.75%降至2018年的27.25%,见表8。

表8 2012—2018年基层医疗卫生机构公共卫生专职人员地区占比

年份	东部/%	中部/%	西部/%
2012	43.26	29.75	26.99
2013	43.87	29.07	27.07
2014	43.38	29.23	27.40
2015	43.43	29.04	27.52
2016	43.62	28.68	27.70
2017	44.14	28.02	27.83
2018	45.08	27.25	27.67

2018年,基层公共卫生专职人员按人口分布的基尼系数为0.090 9,按经济水平分布的基尼系数为0.158 9,处于绝对公平范围,而按地理面积分布的基尼系数为0.668 2,处于非常不公平状态。从人口、地理面积、经济发展水平三个维度对东中西部地区基层公共卫生专职人员绘制的洛伦兹曲线也可以看出,基层公共卫生专职人员按人口分布的公平性最好,按经济发展水平次之,按地理面积分布最不公平,见图9、图10、图11。

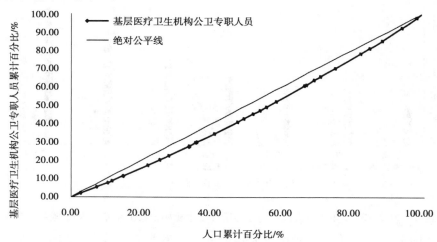

图9 按人口分布的基层公共卫生专职人员洛伦兹曲线

2018年基层公共卫生专职人员配置泰尔指数,东部和西部地区内部对于差异的贡献率达到65.12%,且西部和东部地区内部差异要大于地区间差异,说明造成基层公共卫生专职人员配置不公平的原因主要来自区域内部,见表9。

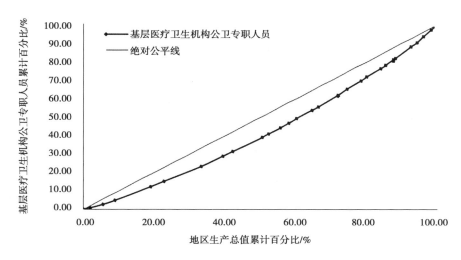

图 10　按经济水平分布的基层公共卫生专职人员洛伦兹曲线

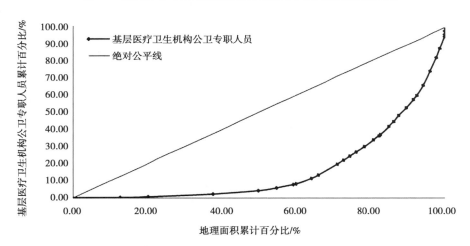

图 11　按地理面积分布的基层公共卫生专职人员洛伦兹曲线

表 9　2018 年基层公共卫生专职人员配置泰尔指数

分区	泰尔指数	差异贡献率/%
东部地区内部	0.005 3	24.94
中部地区内部	0.004 2	14.59
西部地区内部	0.013 2	40.18
东中西部地区间	0.001 8	20.28
全国	0.008 9	100.00

第二节 服务过程的公平分析

一、服务内容差异

与居民需求适配的服务内容能够提升居民对于基本公共卫生服务的获得感与满意度,进而提升基本公共卫生服务可利用性,因此,服务内容能否覆盖居民需求是影响基本公共卫生服务公平性的重要因素之一。国家对基本公共卫生服务的项目内容以及实施方案都做了统一的制度安排,服务内容主要是根据我国现阶段经济发展水平、居民主要的健康需求以及政府财政的承受能力三个方面来确定,既有面向全体居民的服务项目,也有面向重点人群的服务项目,同时每年进行调整与补充,服务项目数量从 2009 年的 10 大类 22 项增加至 2019 年的 14 大类 66 项,见图 12。

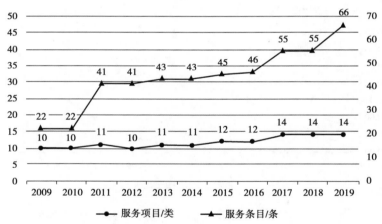

图 12 2009—2019 年国家基本公共卫生服务项目和条目情况

政策允许地方政府可以在确保国家基础标准全部落实到位的基础上,合理增加服务内容或提高服务标准,增支部分由地方财政负担。2019 年,北京市基本公共卫生服务经费人均补助标准为全国最高的 105 元,高于国家标准 52%,并且在内容上将国家新划入的 19 项条目全部纳入;天津市人均补助标准也提升至 89 元,不仅将国家新划入的 19 项条目全部纳入,还在此基础上自增了家庭医生签约服务、残疾人精准康复服务、妇女儿童健康促进计划、适龄儿童窝沟封闭、大肠癌筛查、院前医疗急救、心脑血管疾病筛查、胎儿染色体非整倍体无创基因检测、乙肝密切接触者疫苗接种 9 个条目;江苏省和深圳市也不同程度地上调了基本公共卫生服务经费人均补助标准并增加新的服务条目。从四个直辖市来看,北京和天津在人均经费投入标准上高于上海和重庆,天津在服务项目增设上多于其他直辖市。长三角地区,江苏省的人均经费投入标准高于浙江、安徽、上海,但服务条目却没有增加过多,体现了江苏省注重提高单项质量投入的意图。珠三角区的深圳市在人均经费投入标准上高于广东省平均水平,而广东省也没有将国家建议新增的 19 项条目全部纳入,只选择纳入了其中 17 项,见表 10。由此可以看出,在经济发展水平相近的区域内,有些省市通过增加投入提高人均标准和增加服务项目,这些地区的居民,无论在享受服务的"量"和"质"上都要好于其他仅保持基本标准地区的居民。

表 10　2019 年国家基本公共卫生服务人均经费与服务项目情况表

地区	省市	人均经费 /元	服务项目 /类	服务条目 /项	新增条目 /项	自增条目 /项
直辖市	北京	105	12	66	19	—
	上海	69	12	66	19	—
	天津	89	12	75	19	9
	重庆	69	12	66	19	—
长三角	江苏	75	12	57	10	—
	浙江	69	12	66	19	—
	上海	69	12	66	19	—
	安徽	69	12	66	19	—
珠三角	广东	69	12	64	17	—
	深圳	70	12	64	17	—

数据来源:2019 年各省市《关于做好国家基本公共卫生服务项目工作的通知》

二、服务方式差异

不同服务方式影响公众对于基本公共卫生服务的获得感与满意度,进而影响到公众对服务的利用意愿,导致服务利用上的不公平现象。根据医疗服务营销理论,基本公共卫生服务按服务对象参与服务的程度可以分为高接触类服务和低接触类服务。高接触类服务具有服务时间上不可分割的特点,服务的提供者和对象在服务时相互作用,两者共同影响服务的效果,如预防接种,儿童、孕产妇、老年人、慢性病患者、重性精神疾病患者、结核病患者健康管理,中医药健康管理等服务均属于高接触类服务,服务对象在服务过程中参与全部或大部分活动。低接触类服务包括居民健康档案管理、传染病和突发公共卫生事件报告和处理以及卫生计生监督协管服务等,服务时间上可分割,服务的提供者与对象基本上很少接触。

通过访谈,现实中居民如需获得高接触类基本公共卫生服务,大多数情况是居民主动到定点的基层医疗卫生机构去接受定点服务,但是居民居住地与最近的基层医疗服务点之间的物理距离不同,居民个体利用服务的交通时间与成本差异巨大,往往导致服务利用的不公平现象出现。高接触类服务也有采用上门服务方式,此种方式方便了居民,给居民更好的服务体验和获得感,可增加服务的覆盖和利用率。但现实中,上门服务存在许多制度障碍。以重庆市渝中区为例,社区卫生服务中心针对一些行动不便、高龄的居民提供上门服务,上门服务一次要花费 1.5 小时,而且是服务团队 3 个人一起去上门服务,据估算,上门一次的服务成本约为每人 200 元左右,随着人力成本上升,上门服务成本将越来越高,对于基本公共卫生服务经费按人头固定额度拨付的现实来讲可承受性有待研究;地处山区的重庆市城口县,人口密度 56 人/平方千米,地广人稀,山路崎岖难行,特别是贫困村,基层医务人员提供一次上门服务往返需要耗时 4 小时,而项目资金补偿的过程中未设置交通费用的弹性补贴,交通费用多为服务人员自行垫付,这在很大程度上限制了服务人员选择上门服务的方式。

利用互联网的远程服务可以解决物理距离带来的服务不可及,节省服务交通成本,无论是高接触类服务还是低接触类服务都可使用。但它是建立在基层卫生信息化基础上的一种服务方式,不同地区因为信息化基础建设的差异而导致此种服务方式在开展中可能存在不公平。目前全国有 79% 的社区卫生服务中心(站)及乡镇卫生院、44% 的村卫生室安装了电子信息系统,但是对于一些偏远贫困地区缺少信息化硬件条件的居民而言,依然面临因网络硬件条件不完善而导致服务利用低的难题。从区域来看,东、中、西部地区省级平台建设率分别是 40%、37.5%、7.69%,西部落后明显。社区卫生服务中心已使用的信息系统中,90.25% 的系统包含健康档案管理功能和基本公共卫生功能,而乡镇卫生院却只有 70%,显示城乡具有较大的差异性。

三、服务质量差异

按照《中华人民共和国产品质量法》的规定,质量是指产品与技术规定的符合程度。对基本公共卫生服务来说,提供的服务需要符合国家卫生健康委员会颁布的《国家基本公共卫生服务规范》中对每一项服务的流程和标准的要求。根据卫生系统宏观模型,通过卫生服务的提供会产出系统结果和健康结果,分别对应服务的过程质量和结果质量。本研究选取健康服务类中孕产妇健康管理和儿童健康管理服务过程指标来分析过程质量差异,以 WHO 关于健康最终目标结果中的孕产妇死亡率、围产儿死亡率等来分析结果质量差异,数据来自 2019 年国家卫生健康统计年鉴。

(一)服务过程维度的质量差异

选取健康服务类基本公共卫生服务项目中的孕产妇健康管理和儿童健康管理两类服务过程指标,分别对东、中、西部地区在服务提供过程中应实现服务目标的质量情况进行分析。从孕产妇健康管理指标来看,西部地区西藏(54.4%)和云南(75.6%)的孕产妇系统管理率相对较低,中部地区的山西、河南在 85% 左右,其他地区较均衡,见图 13;孕产妇产前检查率、孕产妇产后访视率均是西藏相对较低,分别为 77%、68.9%,而其他省市较均衡,见图 14、图 15。

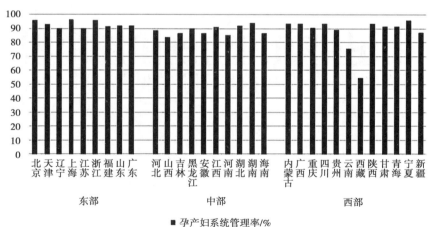

图 13　2018 年东中西部地区孕产妇系统管理率

从儿童健康管理指标来看,西部地区的西藏(69.1%)和中部地区的河南(88.1%)的新生儿访视率相对较低,见图 16;3 岁以下儿童系统管理率方面,西部地区的西藏(71.3%),中部地区的海南(86.4%)、河南(87.2%)、山西(87.7%),东部的安徽(87.5%)相对较低,见图 17;7 岁以下儿童保健管理率方面,东部地区整体好于中部和西部,西部地区的西藏(71%)偏低,其他省市较均衡,见图18。

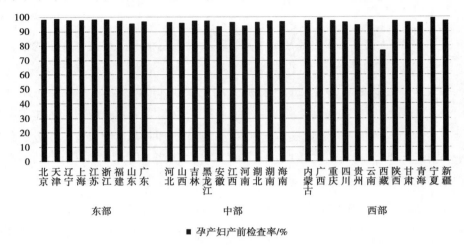

图 14　2018 年东中西部地区孕产妇产前检查率

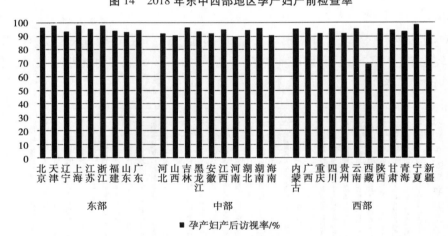

图 15　2018 年东中西部地区孕产妇产后访视率

从服务过程质量可以看出,基本公共卫生服务西部地区的相对非均衡性要突出一些,特别是西藏和云南;中部地区的河南,东部地区的安徽等地与其他省市的差异性也值得关注。

（二）服务结果维度的质量差异

国际上衡量一个国家居民健康水平的结果指标主要包括人均预期寿命、婴儿死亡率和孕产妇死亡率三大指标。本文选取与基本公共卫生服务健康目标较紧密的孕产妇死亡率和围产儿死亡率两个指标,对东中西部地区健康结果质量进行分

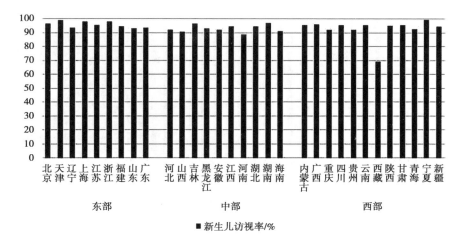

■新生儿访视率/%

图 16 2018 年东中西部地区新生儿访视率

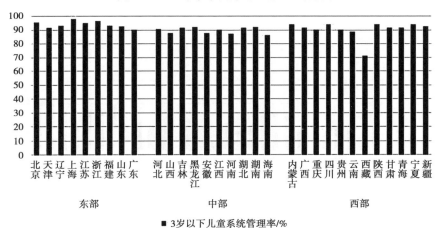

■3岁以下儿童系统管理率/%

图 17 2018 年东中西部地区 3 岁以下儿童系统管理率

析。2018 年,西部地区孕产妇死亡率高于中部地区,而东部地区最低,其中,西藏的孕产妇死亡率相对最为突出,为 56.5/10 万,其次是新疆(27.8/10 万)、青海(25.6/10 万)和黑龙江(23.2/10 万),总的来说,区域间差异较大,区域内相对均衡,见图 19。

2018 年,西部地区围产儿死亡率高于东部和中部地区,特别是西藏(14.67‰)和新疆(11.01‰)的围产儿死亡率相对较高,而东部和中部地区则相对均衡,见图 20。

2010—2018 年,我国城乡孕产妇死亡率总体呈下降趋势,农村孕产妇死亡率由 30.1/10 万降低至 19.9/10 万,但由于 2017—2018 年城市孕产妇死亡率下降速度较快,城乡相对差距有加大的趋势,其中 2018 年城乡孕产妇死亡率差距为

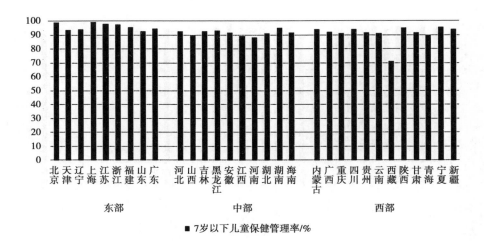

图 18　2018 年东中西部地区 7 岁以下儿童保健管理率

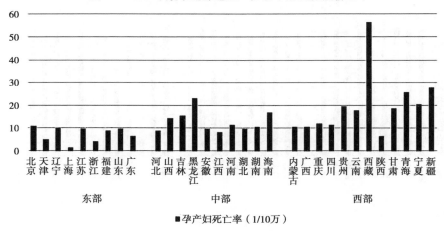

图 19　2018 年东中西部地区孕产妇死亡率

4.4/10 万,体现出城乡在孕产妇保健服务目标健康结果方面的差异性,提示城乡孕产妇保健服务的结果质量公平还有待提升,见图 21。

　　2010—2018 年,我国农村地区新生儿死亡率及 5 岁以下儿童死亡率均高于城市地区,但两者均呈逐年下降趋势;农村新生儿死亡率由 10‰下降至 4.7‰,城市新生儿死亡率由 4.1‰下降至 2.2‰,城乡差距由 2010 年的 5.9‰缩小至 2018 年的2.5‰;农村、城市 5 岁以下儿童死亡率分别由 2010 年的 20.1‰、7.3‰下降至 2018 年的 10.2‰、4.4‰,城乡差距由 2010 年的 12.8‰缩小至 2018 年的 5.8‰,农村地区降幅明显,见图 22。提示城乡儿童健康服务结果仍存在明显差异,但城乡儿童健康服务结果质量的差异在逐步缩小。

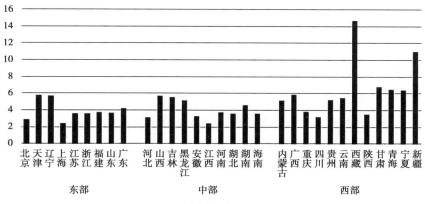

图 20　2018 年东中西部地区围产儿死亡率

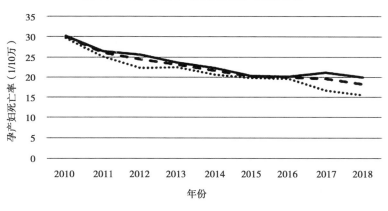

图 21　2010—2018 年城乡孕产妇死亡率

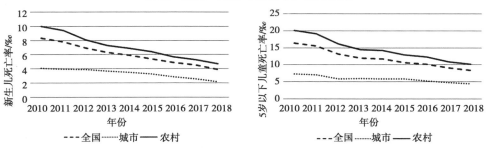

图 22　2010—2018 年城乡新生儿死亡率和 5 岁以下儿童死亡率

第三节　服务成本的公平分析

通过 2009—2017 年国家基本公共卫生服务项目成本测算的相关文献发现，2009—2010 年国家基本公共卫生服务的人均成本为 22.9~64.68 元，2011—2014 年人均成本为 12.21~67.5 元，2015—2017 年人均成本为 95~102.3 元。与国家基本公共卫生服务项目补助经费相比，除少数地区外，服务成本都大于当年国家的人均补助额，2009—2017 年，东部地区服务成本与补助金额缺口幅度为 7.1~72.3 元；中部地区的黑龙江结余 6.54 元，湖南服务成本与补助金额的缺口则高达 20.90 元；西部地区的成都市补助金额不足补偿服务成本，但四川省的补助经费在抵扣服务成本后还有少量结余，提示不同地区内部差异性较大，见表 11。

表 11　2009—2017 年不同地区基本公共卫生服务成本测算表

区域	年份	省市	补助标准 /元	服务成本 /元	补助与成本差值 /元	成本测算方法
东部	2009	上海	15	36.56	−21.56	完全成本
	2009	广州	15	37.2	−22.20	作业成本
	2009	潍坊	15	22.9	−7.90	其他方法
	2009	深圳	15	64.68	−49.68	完全成本
	2009	北京	15	25.3	−10.30	其他方法
	2009	江苏无锡	15	37.57	−22.57	作业成本
	2010	浙江东阳	15	34.95	−19.95	完全成本
	2010	上海青浦	15	61	−46.00	完全成本
	2010	北京	15	49.26	−34.26	当量法
	2011	东莞	15	22.1	−7.10	标准成本
	2011	福建	25	36.2	−11.20	完全成本
	2012	北京市丰台区	25	40.13	−15.13	完全成本
	2012	广州、深圳	25	64.67	−39.67	完全成本
	2013	深圳	30	67.5	−37.50	作业成本
	2013	深圳	30	68.47	−38.47	标准成本

续表

区域	年份	省市	补助标准/元	服务成本/元	补助与成本差值/元	成本测算方法
	2013	北京市房山区	30	35.51	−5.51	完全成本
	2013	北京市西城区	30	102.3	−72.30	标准成本
	2013	丽水	30	37.35	−7.35	作业成本
	2013	上海浦东	30	59.62	−29.62	作业成本
东部	2013	北京西城区	30	87.97	−57.97	当量法
	2015	深圳	40	95	−55.00	作业成本
	2016	珠海	45	97.48	−52.48	作业成本
	2016	江苏	45	98	−53.00	作业成本
	2017	山东	50	72.56	−22.56	当量法
中部	2009	湖南	15	35.9	−20.90	作业成本
	2017	黑龙江	50	43.46	6.54	完全成本
	2010	成都	15	23.25	−8.25	完全成本
	2010	成都	15	31.25	−16.25	完全成本
西部	2010	成都	15	28.4	−13.40	实际成本
	2011	四川	15	12.21	2.79	实际成本
	2016	四川	45	42.35	2.65	实际成本

数据来源:根据公开发表的文献整理

运用结构偏离度来分析各地区的国家基本公共卫生服务成本补偿差异情况。结构偏离度计算公式为:$S=A/T-1$,其中 S 表示结构偏离度,A 表示各个地区的实际人均服务成本,T 表示各地区当年的基本公共卫生服务人均补助标准。结果发现偏离度区间为 −0.19~3.31,差异较大,见表12。除中部的黑龙江和西部四川为负向偏离地区以外,其他地区均为正向偏离,以东部的北京、上海、广州、深圳、江苏等高经济水平地区为代表,正向偏离越显著的省市,其基本公共卫生服务成本与补助经费的缺口越大,见图23。

表 12　部分省市分年度基本公共卫生服务人均成本补助结构偏离度

年份	省市	偏离度	年份	省市	偏离度
	上海	1.44		广州	1.59
	广州	1.48	2012	北京市丰台区	0.61
	深圳	3.31		深圳	1.59
2009	北京	0.69		深圳	1.28
	潍坊	0.53		北京市房山区	0.18
	江苏无锡	1.50	2013	北京市西城区	2.41
	湖南	1.39		浙江丽水	0.25
	成都	1.08		上海浦东	0.99
	浙江东阳	1.33	2015	深圳	1.38
2010	上海青浦	3.07		四川	−0.06
	北京	2.28	2016	珠海	1.17
	四川	−0.19		江苏	1.18
2011	东莞	0.47		山东	0.45
	福建	0.45	2017	黑龙江	−0.13

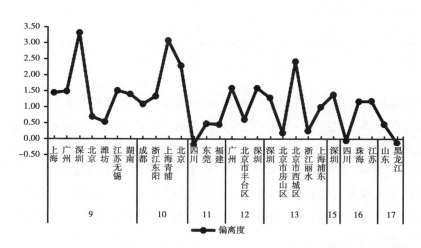

图 23　2009—2017 年部分省市基本公共卫生服务成本与人均补助的偏离度

　　此外,经过调研发现,按照人均基本公共卫生服务经费标准,分配至乡镇卫生院的服务经费占比高于分配至村卫生室的经费占比;而乡镇卫生院承担的基本公共卫生服务项目总任务量中,50%交由乡村医生来完成服务,但拨付给乡村医生的经费比例仅为30%左右。任务量和经费拨付比例的不匹配,很大程度上会影响基层医生承担基本公共卫生服务项目任务的积极性,影响服务质量。另外,基本公共卫生服务重点人群主要是孕产妇、儿童、老人及慢病患者,而留守户籍地的这几类人群在常住人口中所占比重较大,由于近年来基本公共卫生服务经费主要用于扩展和增加服务内容,重点和特殊人群的服务项目内容的成本已远远超过人均基本公共卫生服务经费标准,但超出部分却没有在基本公共卫生经费中补足。

第七章 基于人口健康覆盖维度的基本公共卫生公平

从人口健康覆盖视角讨论基本公共卫生公平问题,可以在居民服务利用的机会公平和受益公平两个子维度展开。机会公平意味着每位中华人民共和国的公民都有机会获得基本公共卫生服务,作为服务需求转化为服务利用的结果,体现目标人群健康覆盖的广度。受益公平则反映基本公共卫生服务是否公平的分配并使得弱势群体受益,对于缩小居民健康水平的差距是否发挥了作用,体现目标人群健康覆盖的深度。

第一节 全人群服务利用的机会公平

基本公共卫生服务是面向全体社会成员免费提供的最基本的公共卫生服务,就人群健康覆盖的广度而言,国家基本公共卫生服务覆盖人群范围自 2009 年起不断扩大,全人群获得的基本公共卫生服务的机会是均等的。

第二节 脆弱人群服务利用的受益公平分析

世界卫生组织和世界银行提出,监测全民健康覆盖在国家和全球层面的进展对于实现理想健康结果目标时,实施全民健康服务覆盖除了应当对人群健康产生显著性影响外,还要关注不同性别、收入水平、教育水平等社会不平等之间的差异。脆弱人群是由于遗传、生理等原因,对致病因素的抵御能力较弱、对环境适应能力相对差的部分人群,比如妇女、儿童、老人等。在基本公共卫生服务对象中,脆弱人群主要是包括接受服务的孕产妇、老年人、儿童等重点人群。

本研究基于重庆市第五次国家卫生服务调查数据,选取孕产妇保健、老年人高血压访视、儿童健康管理三项服务利用情况,分析三类脆弱人群的受益归属,探讨基本公共卫生服务是否公平的分配并使得弱势群体受益的情况。重庆市第五次国家卫生服务调查覆盖全市 85% 的区县,共调查 60 个乡镇(街道)、120 个村(居委会),对全市 3960 户居民开展了抽样调查,共调查 10 845 人(包括 5 岁以下儿童 556 名),其中男性比例为 49.58%,农村人口占 50.65%, 65 岁及以上人口占 20.0%,未上过学人口占 13.5%,15 岁及以上在业人口占 61.6%,15 岁及以上居民中,已婚人口占 81.56%。

一、孕产妇保健服务受益归属分析

(一)孕产妇保健服务利用影响因素分析

将户籍、年龄、文化程度、个人收入、是否有医疗保险、是否在业、健康状况评分 7 个指标作为自变量,将产前检查次数和产后访视次数 2 个指标作为因变量,利用 stata16.0 软件进行 Tobit 回归模型分析,结果可以看出,户籍、年龄、文化程度、个人年均收入对孕产妇产前检查服务利用有影响($P<0.05$),结合偏回归系数可知,农业户籍、青年段、文化程度高、次低收入的孕产妇更倾向于利用该服务,见表 13。

表 13　孕产妇产前检查服务利用影响因素回归分析

变量	参照组	偏回归系数	P	95%CI
户籍	农业	0.207	0.012	$-0.412 \sim 0.825$
年龄				
20~29 岁	20 岁以下	0.241	0.002	$-1.938 \sim 2.419$
30~39 岁		0.304	0.785	$-1.882 \sim 2.490$
40~49 岁		0.484	0.677	$-1.791 \sim 2.759$
文化程度				
初中	小学以下	0.195	0.535	$-0.423 \sim 0.813$
高中及中专		0.939	0.019	$0.153 \sim 1.726$
大专及以上		2.052	0.000	$1.187 \sim 2.918$

续表

变量	参照组	偏回归系数	P	95%CI
个人年均收入				
8 601~13 750 元	小于等于 8 600 元	0.700	0.031	-0.003~1.402
13 751~25 000 元		0.228	0.525	-0.475~0.930
25 000 元以上		0.448	0.261	-0.334~1.230
是否有医疗保险				
不清楚		1.548	0.051	0.654~2.441
是否在业	否	0.263	0.103	-0.785~0.258
健康状况评分				
81~90 分	80 分及以下	-0.350	0.232	-0.923~0.223
90 分以上		0.370	0.323	-0.364~1.104

　　孕产妇产后访视服务利用方面,年龄、文化程度、个人年均收入对孕产妇产后访视服务利用有影响($P<0.05$),结合偏回归系数可知,青年段、文化程度高、次高收入孕产妇更倾向于产后访视服务利用,见表 14。

表 14　孕产妇产后访视服务利用影响因素回归分析

变量	参照组	偏回归系数	P	95%CI
户籍	农业	-0.178	0.053	-0.420~0.063
年龄				
20~29 岁	20 岁以下	0.415	0.004	-1.331~0.501
30~39 岁		-0.338	0.471	-1.256~0.581
40~49 岁		-0.316	0.518	-1.272~0.641
文化程度				
初中	小学以下	0.354	0.400	0.338~1.846
高中及中专		0.208	0.031	0.044~1.860
大专及以上		0.224	0.005	0.103~1.947

续表

变量	参照组	偏回归系数	P	95%CI
个人年均收入				
8 601~13 750 元	小于等于 8 600 元	0.087	0.037	−0.364~0.190
13 751~25 000 元		0.044	0.757	−0.320~0.233
25 000 元以上		0.074	0.640	−0.383~0.235
是否有医疗保险				
是	否	0.560	0.626	0.489~1.030
不清楚		−0.409	0.125	−0.767~−0.052
是否在业	否	0.153	0.212	0.151~1.258
健康状况评分				
81~90 分	80 分及以下	0.054	0.635	−0.170~0.279
90 分以上		0.115	0.435	−0.173~0.402

（二）城乡孕产妇保健服务受益归属分析

农村孕产妇产前检查和产后访视服务受益率较高,提示农村孕产妇更乐于接受免费的孕产妇保健服务,城市孕产妇产前检查与产后访视服务项目利用需要比均小于 1,表明在孕产妇产前检查和产后访视服务项目的利用上,城市孕产妇受益程度低于农村;城乡孕产妇产前检查与产后访视服务的集中指数均为负值(−0.066 5,−0.066 1),表示孕产妇保健服务的利用更倾向于农村的孕产妇,也就是说农村的孕产妇受益程度更高,见表 15。原因可能是农村孕产妇与村医关系密切,依从率高,因而服务利用率高,而城市孕产妇在经济条件许可的情况下,更多会选择附近高级别医疗机构去接受孕产妇保健服务,而不是选择基层医疗机构接受免费服务,这种对服务的不接受是基于其有更具优势的选择,并不能视为服务获得的不公平;此外,城市社区医疗服务中心因为承担了社区的基本医疗服务提供和基本公共卫生服务提供两项主要职能,服务人力和服务能力也难以满足城市居民的多元化和高水平孕产妇保健服务需求。

表 15　城乡孕产妇保健服务受益归属

组别	人群分布/%	产前检查受益率/%	利用/需要	产后访视受益率/%	利用/需要
农村	57.48	64.13	1.00	64.09	1.00
城市	42.52	35.87	0.76	35.91	0.76
合计	100.00	100.00		100.00	
集中指数		−0.066 5		−0.066 1	

（三）不同收入水平孕产妇保健服务受益归属分析

不同收入组的保健服务受益率存在差异,次低收入组利用率较高;以次高收入组为标准计算利用需要比,结果发现孕产妇产前检查服务最低收入组和次低收入组高于1,说明低收入组受益程度高于高收入组,此外,产后访视服务次低收入组高于1,而其他收入组受益较低;两项孕产妇保健服务的集中指数均为负值（−0.006 7,−0.004 1）,表明该服务利用倾向于收入低的孕产妇;Kakwani 指数也为负值（−0.430 3,−0.427 7）,说明去掉经济收入的影响,低收入孕产妇的保健服务利用受益更多,相对于人群贫富状况而言,政府补助发挥了缩小相对贫富差距的作用,相对公平性较好,见表16。由于高收入组经济实力的原因,产前检查和产后访视服务可选择余地大,可以选择更个性化的服务,而次低收入组因经济限制的原因,会更多地利用免费产前检查和产后访视服务;值得注意的是最低收入组在产后访视服务利用方面受益不如产前检查,提示更应关注最低收入孕产妇的产后访视服务受益问题。

表 16　不同收入水平孕产妇保健服务受益归属

组别	人群分布/%	产前检查受益率/%	利用/需要	产后访视受益率/%	利用/需要
最低收入组	17.2	13.7	1.03	13.1	0.93
次低收入组	24.8	41.7	2.16	41.9	2.06
次高收入组	23.1	18.0	1.00	18.9	1.00
最高收入组	34.9	26.6	0.98	26.1	0.92
合计	100.0	100.0		100.0	
集中指数		−0.006 7		−0.004 1	
Kakwani 指数		−0.430 3		−0.427 7	

（四）不同文化程度孕产妇保健服务受益归属分析

相较于小学文化程度,初中、大专及以上文化程度孕产妇产前检查服务和访视服务受益程度较高。以初中文化程度组为标准组,高中、大专及以上文化程度组保健服务的利用需要比均大于1,即文化程度高的孕产妇在保健服务的利用上受益程度更高;不同文化程度组保健服务的集中指数均为正值(0.082 6,0.096 4),表明孕产妇保健服务的利用更倾向于文化程度高的孕产妇,也就是说文化程度高的孕产妇受益程度高,见表17。较高的文化程度可以帮助居民获取和理解基本健康信息和服务,并通过运用这些信息和服务做出正确决策来维护和促进自身健康,即居民的文化程度与维护自身健康的公共卫生服务参与度密切相关,文化程度高的孕产妇更易理解孕产妇保健的重要性,因此服务利用更多,而低文化程度孕产妇受制于文化教育水平,对服务的利用显得被动。

表 17　不同文化程度孕产妇保健服务受益归属

组别	人群分布 /%	产前检查受益率 /%	利用/需要	产后访视受益率 /%	利用/需要
小学以下	33.8	23.3	0.71	21.7	0.65
初中	19.8	19.1	1	19.7	1
高中或中专	33.0	42.4	1.33	43.4	1.32
大专及以上	13.4	15.2	1.18	15.2	1.14
合计	100.0	100.0		100.0	
集中指数		0.082 6		0.096 4	

（五）不同年龄孕产妇保健服务受益归属分析

孕产妇保健服务呈现青年组受益高的特点,20~29 岁孕产妇产前检查和产后访视服务利用率均远远高于其他组别的调查人群,这与现实相符,因为 20~29 岁正处于生育高峰年龄段,随着社会的进步,生育前后的必要保健也日益成为育龄妇女的共识。以 30~39 岁年龄组为标准计算利用需要比,结果发现 20~29 岁组高于1,说明 20~29 岁组受益程度更高;不同年龄组孕产妇保健服务的集中指数均为负值(−0.307 2,−0.316 8),表示孕产妇保健服务的利用更倾向于低年龄段,即低年龄段孕产妇居民的受益程度高,见表18。值得注意的是,20 岁以下的低龄产妇部分为未成年人,出于自身产后知识的缺乏或者隐私保护等原因,对孕产妇保健服务的利用很少;此外,虽然高龄产妇在生育方面具有更高的危险性,但很多40岁以上孕产妇为经产妇,较大可能已经拥有产后保健的相关技能,反而更容易忽视对孕产妇保健服务的利用。

表 18 不同年龄孕产妇保健服务受益归属

组别	人群分布/%	产前检查受益率/%	利用/需要	产后访视受益率/%	利用/需要
20 岁以下	11.3	0.9	0.05	1.5	0.08
20~29 岁	19.8	51.4	1.64	51.9	1.68
30~39 岁	24.6	39.0	1.00	38.4	1.00
40~49 岁	44.3	8.7	0.12	8.2	0.12
合计	100.0	100.0		100.0	
集中指数		−0.307 2		−0.316 8	

二、儿童预防接种服务受益归属分析

城乡儿童预防接种服务受益程度基本一致。以农村组为基准组,城市组儿童预防接种利用需要比为1.04,见表19。城乡儿童预防接种服务项目利用需要比相差不大,表明在该项目的利用上城乡儿童受益程度相差不多。《疫苗流通和预防接种管理条例》加强了全国儿童预防接种信息规范管理,实现了儿童预防接种个案信息的收集、登记、录入和网络报告制度;同时,参加预防接种是我国儿童入学的必要条件,家长为了孩子入学,对此项服务的利用也较多。总的来看,在儿童预防接种服务方面,城乡受益分布基本没有差异。

表 19 儿童预防接种服务受益归属

组别	人群分布/%	儿童预防接种受益率/%	利用/需要
农村	72.88	72.03	1
城市	27.12	27.97	1.04
合计	100.00	100.00	

三、老年人高血压访视服务受益归属分析

（一）老年人高血压访视服务利用影响因素分析

筛选 60 岁以上患有高血压的老年人，以是否利用过高血压访视服务作为因变量，将户籍、性别、文化程度、年龄、个人收入、是否有医疗保险、是否进行健康体检、健康状况评分作为自变量，进行单因素分析，见表 20，可知除性别和年龄外，其余所有的变量均是高血压访视服务利用的影响因素（$P<0.05$）。

表 20　老年人高血压访视服务利用影响因素分析（n，%）

指标		利用	未利用	χ^2	P
户籍	农业	800（55.7）	161（41.3）	25.61	<0.001
	非农业	636（44.3）	229（58.7）		
性别	男	658（45.8）	182（46.7）	0.088	0.767
	女	778（54.2）	208（53.3）		
文化程度	小学及以下	1 113（77.5）	262（67.2）	21.154	<0.001
	初中	199（13.9）	89（22.8）		
	高中/中专	87（6.1）	25（6.4）		
	大专及以上	37（2.6）	14（3.6）		
年龄	60~69 岁	681（47.4）	190（48.7）	0.429	0.807
	70~79 岁	534（37.2）	138（35.4）		
	80 岁及以上	221（15.4）	62（15.9）		
个人收入	7 218 元及以下	368（25.6）	88（22.6）	17.195	0.001
	7 219~12 425 元	375（26.1）	82（21.0）		
	12 426~21 250 元	366（25.5）	92（23.6）		
	21 251 元及以上	327（22.8）	128（32.8）		
是否有医疗保险	是	1 279（89.1）	284（72.8）	72.797	<0.001
	否	108（7.5）	86（22.1）		
	不知道	49（3.4）	20（5.1）		
是否进行健康体检	是	1 028（71.6）	203（52.1）	53.289	<0.001
	否	408（28.4）	187（47.9）		
健康状况评分	60 分及以下	640（44.6）	174（44.6）	10.36	0.016
	61~70 分	369（25.7）	84（21.5）		
	71~80 分	313（21.8）	82（21.0）		
	81 分及以上	114（7.9）	50（12.8）		

以单因素分析中具有统计学意义的变量作为自变量，将是否利用过高血压访视服务作为因变量，进行二元 Logistic 回归分析，结果显示，户籍、文化程度、个人收

入是影响老年人高血压访视服务利用的显著因素($P<0.05$)，其中非农业户口、文化水平低、收入低的老年人接受高血压访视服务的可能性更高，见表21。

表21　老年人高血压访视服务利用影响因素的二元 Logistic 回归分析

变量	B	标准误	Wald	P	OR	95%CI
户籍（以农业为参照）	0.305	0.145	4.463	0.035	1.357	1.022~1.802
文化程度						
小学及以下（参照）			7.419	0.010		
初中	−0.041	0.346	0.014	0.005	0.960	0.487~1.891
高中/中专	0.377	0.353	1.143	0.285	1.458	0.730~2.911
大专及以上	−0.078	0.400	0.038	0.846	0.925	0.423~2.026
个人年均收入						
7 218 元及以下			4.968	0.004		
7 219~12 425 元	−0.107	0.189	0.322	0.014	0.898	0.621~1.300
12 426~21 250 元	−0.281	0.180	2.444	0.118	0.755	0.531~1.074
21 251 元及以上	−0.327	0.167	3.864	0.039	0.721	0.520~0.999
是否有医疗保险						
是			26.558	0.060		
否	−0.344	0.284	1.474	0.225	0.709	0.407~1.235
不知道	0.563	0.308	3.337	0.068	1.755	0.960~3.211
是否进行健康体检（以是为参照）	0.496	0.133	13.964	0.100	1.642	1.266~2.129
健康状况评分						
60 分及以下			6.067	0.108		
61~70 分	−0.371	0.199	3.473	0.062	0.690	0.467~1.019
71~80 分	−0.522	0.216	5.836	0.076	0.593	0.388~0.906
81 分及以上	−0.424	0.218	3.785	0.052	0.654	0.427~1.003

（二）城乡老年人高血压访视服务受益归属分析

城乡老年人高血压访视服务受益率不同,城市老年人利用服务的占比高于人群分布比,表明城市老年人高血压访视服务受益程度较高;以农村高血压访视服务作为标准组,发现城市高血压访视服务项目利用需要比为1.25,表明在高血压访视服务项目的利用上,城市老年人受益程度高于农村,见表22。从高血压的控制情况来看,城市老年人的血压控制率高于农村,这可能与城市老年人更重视接受健康指导有关,定期检测血压、服药咨询的时间和频率要高于农村老年人,城市老年人得到了较好的慢性病健康管理服务,农村老年人可能由于文化程度或经济负担能力有限而较少关注他们自身的健康状况。

表22　城乡老年人高血压访视服务受益归属

组别	人群分布/%	高血压访视服务受益率/%	利用/需要
农村	59.85	54.48	1.00
城市	40.15	45.52	1.25
合计	100.00	100.00	

（三）不同收入水平老年人高血压访视服务受益归属分析

不同收入水平老年人高血压访视服务受益率存在差异,最高收入组受益率较高。以次高收入组为标准组计算利用需要比,其他三组均大于1,说明老年人高血压访视服务中次高收入组受益程度最低,并呈现最低收入和最高收入组更受益的现象,见表23。这可能与高血压患病人群覆盖面较大有关,现在无论低收入老年人还是高收入老年人,都对高血压等慢性常见病均有一定的认知能力,利用服务的意愿也较强。高血压访视服务的集中指数为0.601 8,表明高血压访视服务利用倾向于收入高的老年人,而Kakwani指数为0.579 8,说明去掉经济收入的影响,高收入老年人在高血压访视服务利用方面的受益更多,相对于人群贫富状况而言,政府补助在缩小相对贫富差距方面的作用有限,相对公平性较差。

表23　不同收入水平老年人高血压访视服务受益归属

组别	人群分布/%	高血压访视服务受益率/%	利用/需要
最低收入组	23.0	24.2	1.13
次低收入组	25.2	25.1	1.07
次高收入组	21.8	20.4	1.00
最高收入组	30.0	30.3	1.08
合计	100.0	100.0	
集中指数	0.601 8		
Kakwani 指数	0.579 8		

（四）不同文化程度老年人高血压访视服务受益归属

小学以下文化程度的老年人高血压访视服务受益程度较高。以高中或中专文化程度组为标准组,利用需要比随着老年人文化程度的升高而降低,即文化程度低的老年人在高血压访视服务的利用上受益程度更高,见表24。不同文化程度组人群高血压访视的集中指数为-0.196 1,表示高血压访视服务的利用更倾向于文化程度低的老年人,也就是说文化程度低的老年人受益程度高,这可能与目前关于慢病相关知识的健康教育已深入人心有关。

表24　不同文化程度老年人高血压访视服务受益归属

组别	人群分布/%	高血压访视服务受益率/%	利用/需要
小学以下	52.1	70.6	2.43
初中	26.2	18.0	1.23
高中或中专	14.4	8.0	1
大专及以上	7.3	3.3	0.81
合计	100.0	100.0	
集中指数	-0.196 1		

四、流动人口健康档案服务受益归属分析

选取中国流动人口动态监测调查 2016 年重庆市监测数据,分析重庆市流入人

口在健康档案服务方面的受益分布情况,通过规范的概率比例规模抽样(PPS 抽样),样本总量 5 000 人,其中,男性占比 50.2%,年龄为 37.39±12.64 岁,21～40 岁占比 58.8%,受教育程度以初中为主(37.1%),农业户籍占比 66.0%,初婚占比 71.6%,70.7% 的流动人口打算在当地长住,本次流动时间为 3.99±4.42 年,有 41.1% 的流动人口属于个人流动,流动方式以省内跨市方式为主(68.2%),过去一年家庭月均收入为 6 482.65±4 665.77 元。

(一)流动人口健康档案服务利用影响因素分析

以流动人口是否利用健康档案服务作为因变量,将性别、年龄、婚姻状况、户籍、文化程度、过去一年家庭月收入、住房性质、流动范围、是否接受健康教育、有无养老保险、有无失业保险、有无工伤保险、有无住房公积金、有无新型农村合作医疗保险、有无城乡居民合作医疗、有无城镇居民医疗保险、有无城镇职工医疗保险、是否公费医疗作为自变量进行单因素分析。结果显示除住房公积金、城镇居民医疗保险、公费医疗外,其他变量均是流动人口健康档案服务利用的影响因素($P<$ 0.05),见表 25。

表 25　流动人口健康档案服务利用影响因素分析

变量		服务利用(%)	服务未利用(%)	χ^2	P
性别	男	1 188(47.7)	1 302(51.9)	8.66	0.003
	女	1 302(52.3)	1 208(48.1)		
年龄	20 岁及以下	62(2.5)	100(4.0)	14.056	0.015
	21～30 岁	914(36.7)	911(36.3)		
	31～40 岁	560(22.5)	555(22.1)		
	41～50 岁	535(21.5)	572(22.8)		
	51～60 岁	257(10.3)	242(9.6)		
	60 岁以上	162(6.5)	130(5.2)		
婚姻状况	在婚	1 963(78.8)	1 837(73.2)	21.862	<0.001
	不在婚	527(21.2)	673(26.8)		
户籍	农业	1 566(62.9)	1 736(69.2)	30.398	<0.001
	非农业	486(19.5)	352(14.0)		
	其他(含无户口)	438(17.6)	422(16.8)		

续表

变量		服务利用(%)	服务未利用(%)	χ^2	P
受教育程度	小学及以下	363(14.6)	343(13.7)	12.874	0.005
	初中	878(35.3)	977(38.9)		
	高中/中专	602(24.2)	631(25.1)		
	大专及以上	647(26.0)	559(22.3)		
过去一年家庭月均收入	4 000 元及以下	673(27.0)	835(33.3)	23.388	<0.001
	4 000.1~5 527.5 元	509(20.4)	483(19.2)		
	5 527.6~8 000 元	851(34.2)	775(30.9)		
	8 000 元以上	457(18.4)	417(16.6)		
住房性质	自购(建)	1 211(48.6)	868(34.6)	101.622	<0.001
	租住	1 279(51.4)	1 642(65.4)		
是否跨省流动	是	735(29.5)	822(32.7)	6.085	0.014
	否	1 755(70.5)	1 688(67.3)		
是否接受健康教育	是	2 558(51.1)	1 925(75.2)	13.94	0.001
	否	2 442(48.9)	551(22.5)		
养老保险	有	1 354(54.4)	1 254(50.0)	9.775	0.002
	无	1 136(45.6)	1 256(50.0)		
失业保险	有	795(31.9)	698(27.8)	10.126	0.001
	无	1 695(68.1)	1 812(72.2)		
工伤保险	有	823(33.1)	743(29.6)	6.919	0.009
	无	1 667(66.9)	1 767(70.4)		
住房公积金	有	359(14.4)	340(13.5)	0.79	0.374
	无	2 131(85.6)	2 170(86.5)		
新型农村合作医疗保险	有	383(15.4)	335(13.3)	4.209	0.04
	无	2 107(84.6)	2 175(86.7)		
城乡居民合作医疗保险	有	976(39.2)	1 142(45.5)	20.327	<0.001
	无	1 514(60.8)	1 368(54.5)		
城镇居民医疗保险	有	76(3.1)	64(2.5)	1.159	0.282
	无	2 414(96.9)	2 446(97.5)		

续表

变量		服务利用(%)	服务未利用(%)	χ^2	P
城镇职工医疗保险	有	901(36.2)	760(30.3)	19.653	<0.001
	无	1 589(63.8)	1 750(69.7)		
公费医疗	是	10(0.4)	20(0.8)	3.274	0.07
	否	2 480(99.6)	2 490(99.2)		

以单因素分析中具有统计学意义的变量作为自变量,将健康档案服务利用指标作为因变量,进行多元 Logistic 回归分析。结果显示,性别、年龄、婚姻状况、受教育程度、收入、住房性质、有无工伤保险、有无新型农村合作医疗保险是影响健康档案服务利用的显著因素($P<0.05$),其中女性、高龄、不在婚、文化程度高、收入较高、租住房屋、拥有工伤保险、拥有新型农村合作医疗保险的流动人口服务利用可能性高,见表 26。

表 26　流动人口健康档案服务利用影响因素的多元 Logistic 回归分析

自变量	B	标准误	Wald	P	OR	95%CI
性别(以男性为参照)	0.157	0.061	6.679	0.010	0.855	0.759~0.963
年龄						
20 岁及以下(参照)			5.528	0.009		
21~30 岁	0.431	0.228	3.566	0.059	1.539	0.984~2.407
31~40 岁	0.256	0.158	2.627	0.105	1.292	0.948~1.762
41~50 岁	0.291	0.158	3.398	0.065	1.337	0.982~1.821
51~60 岁	0.289	0.150	3.711	0.054	1.335	0.995~1.792
60 岁以上	0.163	0.157	1.083	0.007	1.177	0.866~1.601
婚姻状况(以在婚为参照)	0.172	0.080	4.656	0.031	1.187	1.016~1.387
户籍						
农业(参照)			20.415	0.223		
非农业	−0.004	0.088	0.002	0.963	0.996	0.839~1.183
其他(含无户口)	−0.373	0.101	13.657	0.100	0.689	0.565~0.839

续表

自变量	B	标准误	Wald	P	OR	95%CI
受教育程度						
小学及以下(参照)			1.967	0.019		
初中	−0.008	0.131	0.004	0.951	0.992	0.768~1.282
高中/中专	0.097	0.097	0.996	0.318	1.102	0.911~1.332
大专及以上	0.042	0.090	0.220	0.027	1.043	0.874~1.245
去年家庭月收入						
4 000 元及以下(参照)			6.183	0.013		
4 000.1~5 527.5 元	0.050	0.094	0.287	0.592	1.052	0.875~1.264
5 527.6~8 000 元	0.133	0.098	1.860	0.043	0.875	0.723~1.060
8 000 元以上	0.096	0.087	1.204	0.012	0.909	0.766~1.078
住房性质租住(以自购、自建为参照)	0.552	0.068	66.835	0.000	1.737	1.521~1.982
是否跨省流动省内流动(以跨省流动为参照)	−0.189	0.066	8.275	0.134	0.828	0.728~0.942
是否接受健康教育(以是为参照)	−0.094	0.251	0.140	0.008	0.910	0.556~1.489
养老保险(以有为参照)	−0.032	0.082	0.149	0.700	0.969	0.825~1.138
失业保险(以有为参照)	0.273	0.253	1.165	0.281	1.314	0.800~2.158
工伤保险(以有为参照)	−0.702	0.275	6.502	0.011	0.495	0.289~0.850
新型农村合作医疗保险(以有为参照)	−0.439	0.120	13.481	0.000	1.552	1.227~1.962
城乡居民合作医疗保险(以有为参照)	−0.015	0.101	0.023	0.880	0.985	0.808~1.200
城镇职工医疗保险(以有为参照)	0.263	0.147	3.185	0.074	1.300	0.975~1.735

(二)不同收入水平流动人口健康档案服务受益归属分析

不同收入水平流动人口健康档案服务受益率存在差异,高收入组利用率较高。以次低收入组为标准计算利用需要比,次高收入组和最高收入组大于 1,说明高收入组受益程度大于低收入组,见表 27。不同收入水平流动人口健康档案服务的集中指数为 0.033 3,表明该服务利用倾向于收入高的流动人口;而 Kakwani 指数为

0.293 5,说明去掉经济收入的影响,高收入的流动人口在健康档案服务利用方面受益更多,相对于人群贫富状况而言,政府补助发挥缩小相对贫富差距的作用有限,相对公平性较差。

表 27　不同收入水平流动人口健康档案服务受益归属

组别	人群分布/%	健康档案服务受益率/%	利用/需要
最低收入组	30.2	27.0	0.87
次低收入组	19.8	20.4	1.00
次高收入组	32.5	34.2	1.02
最高收入组	17.5	18.4	1.02
合计	100.0	100.0	
集中指数		0.033 3	
Kakwani 指数		0.293 5	

（三）不同年龄流动人口健康档案服务受益归属分析

流动人口健康档案服务利用随着年龄的增加呈现利用增高的趋势。60 岁以上年龄组的利用率最高。以 20~39 岁年龄组为标准组计算利用需要比,结果显示60 岁以上年龄组受益较高,见表 28。不同年龄流动人口健康档案服务的集中指数为 0.097,表明该服务利用倾向于年龄大的流动人口,这可能是由于现实中老年人退休后有更多时间参加基层卫生服务机构的免费体检而健康档案服务利用较多。

表 28　不同年龄流动人口健康档案服务受益归属

组别	人群分布/%	健康档案服务受益率/%	利用/需要
15~19 岁	2.5	1.8	0.71
20~39 岁	58.9	59.2	1.00
40~59 岁	32.5	32.3	0.99
60 岁以上	6.1	6.7	1.09
合计	100.0	100.0	
集中指数		0.097	

（四）不同文化程度流动人口健康档案服务受益归属分析

相较于初中文化程度,小学、大专及以上文化程度流动人口健康档案服务受益程度较高。以初中文化程度组为标准组,其他文化程度组的利用需要比均大于1,即文化程度最低和文化程度较高的流动人口在健康档案服务的利用上受益程度高,呈现两极化,见表29。不同文化程度组流动人口健康档案服务的集中指数为0.015 3,表示服务的利用更倾向于文化程度高的流动人口,也就是说文化程度高的流动人口受益程度高。较高的文化程度可以帮助流动人口获取和理解基本健康信息和服务,并通过这些信息和服务做出正确决策来维护和促进自身健康,文化程度高的流动人口更易理解健康档案服务内容的重要性,因而服务利用更多。

表 29　不同文化程度流动人口健康档案服务受益归属

组别	人群分布/%	健康档案服务受益率/%	利用/需要
小学以下	14.1	14.6	1.09
初中	37.1	35.3	1.00
高中或中专	24.7	24.2	1.03
大专及以上	24.1	26.0	1.13
合计	100.0	100.0	
集中指数		0.015 3	

综上,脆弱人群在基本公共卫生服务受益方面存在差异,此种差异主要表现在服务利用上,一方面脆弱人群自身健康意识较低、服务参与意识缺失,对基本公共卫生服务的利用比较被动,健康可行能力差;同时,他们表达基本公共卫生服务需求的意愿也不强,导致其真正需求难以被发现,因而服务供给的适配性会变差,进而影响其基本公共卫生服务受益公平。另一方面,针对脆弱人群基本公共卫生服务的政策制度和管理机制不健全,使得服务覆盖程度不够。两方面原因的共同作用,加剧了脆弱人群的受益不公平。

第八章 实现增进基本公共卫生服务公平的策略建议

第一节 基本公共卫生公平存在的问题及原因

一、地区财政支出负担公平的改进需要财政支出补偿制度设计的再优化

国家基本公共卫生服务财政支出比重的上升反映政府在分配财力资源时注重保基本的全民健康覆盖公平价值取向变化。不同层级政府财政分档筹资方式已经在纵向上考虑到其经济状况与支出责任的匹配性,体现了筹资责任的纵向公平。不同地区承担的基本公共卫生服务财政支出负担具有区域同质性,即高支出负担和高支出负担区域同质聚集,低支出负担和低支出负担区域同质聚集,提示财政支出负担在空间分布上具有关联性,负担高和负担低的地区对周边地区的影响较明显,这可能与经济发展水平、筹资政策以及流动人口有关。区域间流动人口基本公共卫生财政支出负担方面,西部地区内部省市间负担差异最大,中部地区略好于东部。流入地的基本公共卫生服务财政支出负担与地区经济发展水平不匹配,流出地也因为留守的重点人群占比较高,存在基本公共卫生服务补助经费不足以补偿服务成本的问题。

地区间经济水平差异是一种现实存在,但从全民健康覆盖的本质来说,由此引发的地区间健康公平问题也是确实存在的。经济发达地区通过自行增加财政投入,提高人均费用标准,提高服务质量和增加服务内容,那么这些地区的服务覆盖

和服务提供将优于经济发展水平相对落后的地区。因此,基本公共卫生服务地区财政支出负担公平效果改进需要财政投入制度设计的再优化,仅仅按照单一的人头经费补偿政策,将在地区局部出现典型的高高同质聚集或低低同质聚集的现象,说明筹资公平效果并不明显。财政分档筹资政策虽然在整体上考虑到不同层级政府的收入状况与支出责任的匹配性和不同地区经济发展水平的差异性,但对各地区自身财政支出负担同质集聚作用不明显,需要在制度的设计和政策的配合上探寻更好的方案。同时还应考虑流动人口大量流入地的支出负担公平问题,完善专门针对脆弱人群的财政专项转移支付政策,保障流动人口的基本公共卫生服务连续性。

二、公共卫生人力资源地理面积分布不公平与配置政策有关

从研究结果来看,基层卫生服务机构在空间上无聚集,已经实现较均衡的覆盖。自2009年以来,中央投资重点向中西部地区和边远地区的农村倾斜,农村三级医疗卫生服务网络逐步健全,已基本实现村村有卫生室、乡乡有卫生院,农村基本公共卫生资源不足的矛盾得到有效缓解。但是空间基本覆盖公平下,由于中国人口分布不均衡导致的服务可及性差异问题依然存在。基层公共卫生人力按地理面积分布最不公平,这可能与现行的公共卫生人力资源配置政策更多地注重人口分布的均衡性有关。东部地区基层公共卫生人力资源占比远高于中部和西部地区,可能是因为我国主要以每千人口卫生资源量作为指标配置资源,较少关注地域和空间因素,而西部地区地广人稀,若仅按人口配置基层公共卫生人员很难满足当地居民的健康公平需求,服务可及性很低,提示在制定区域公共卫生人力规划时,政府分配人力资源不仅要考虑按照人口分布的均衡性,还应该综合考虑地理面积因素,进一步提高公共卫生人力资源配置的地理分布公平性。公共卫生人力配置公平性的差异主要来自西部地区内部,其次是东部地区内部和东中西部地区之间,说明地区内和地区间差异的影响并存,可能的原因除了各地区的经济发展不平衡外,公共卫生人力政策的影响也会发挥作用,如东部地区的教育、人才吸引及专业支持等政策制定方面比中西部地区更有吸引力,继而拉大了与其他区域公共卫生人员配置公平性的差距。

三、改善服务提供的异质化需要制度上的支撑和完善

国家对基本公共卫生服务项目的内容做了统一的制度安排,经济发达地区通

过增加投入和增加服务项目会在一定程度上拉大与其他地区在服务内容方面的差距。但同时也应看到,经济欠发达地区的"基本"可能是国家要求完成的基本,而经济发展水平高的地区其基本公共卫生服务的"基本"则是高水平的基本,一种与发展水平相匹配的"基本"。其次,居民的健康需求已经从单一的诊疗需求向多元化的健康管理需求转化,不同群体和年龄阶段居民的健康需求呈现出多样化的特点,因此,服务内容需要根据居民健康需求的不断变化进行动态调整,与居民需求适配的服务内容能够提升居民对于服务的利用。

不同地区间服务提供方式存在较大差异。传统定点服务方式因可及性差异,居民利用服务的交通时间与成本差异巨大,往往导致服务利用的不公平现象。服务人力不足、服务成本补偿不足等制约了服务人员选择上门服务方式,上门服务方式目前还存在许多制度障碍,一方面,服务人员上门服务增加了工作量、交通成本、时间成本,而人均补助经费并没有增加,甚至补助经费不足以弥补服务成本,使得服务人员自身的技术价值无法体现;另一方面,服务人员上门服务的安全问题也没有制度保障。基本公共卫生服务的远程互联网服务方式目前尚处于摸索阶段,远程服务是一种借助网络多方合作的服务方式,多方合作还需要明确参与各方的权责利。所以,要减少服务提供方式的差异性,必须打破制度上的障碍,完善便捷居民服务方式的保障机制,促进服务方式提供的公平性。

基本公共卫生服务质量方面,西部地区相对不均衡性更突出,在与服务质量密切相关的专业技术人力方面,西部地区缺乏适应其地区特点的卫生人力资源制度,难以靠吸引优质公共卫生人才来提升基本公共卫生服务质量。同时,公共卫生专职人员数量有限,应加大西部地区公共卫生医师的优化整合和共享共用,尽量避免区域内可能存在的公共卫生专职人员短缺与浪费并存的现象。

四、补偿支付方式通过影响服务提供行为进而影响服务公平性

不同地区的基层医疗卫生机构在完成一整套国家基本公共卫生服务项目所需成本方面的差异较大,各地测算的服务成本几乎都超过了当年国家的人均补助额。补偿制度不完善,导致使用者所获得的方便在一定程度上是以牺牲基层医护人员利益为代价的,在缺乏有效的激励补偿机制情况下难以持续。在基层卫生机构运用资源能力提升公平性的过程中,服务经费是支撑服务质量均衡的基本要素。服务成本如果不可补偿将会制约基层卫生机构提供服务的数量和质量。虽然基本公共卫生服务项目所需经费全部由财政承担,但补助支付方式会在很大程度上影响

基层公共卫生人员的行为,进而影响服务提供的公平性。

现行的基本公共卫生服务的支付方式主要按照服务辖区划分,有多少常住人口就能拿到相应数额的补助资金。按人头支付有利于激励基层机构和人员多提供基本公共卫生服务,但实行按人头支付并没有科学核算单位人口的支付水平,导致基本公共卫生服务经费不足,且因各地服务人力成本差异较大,服务成本的地区差异性也较大。目前很难根据人群实际需求确定是否增加人均补助标准,而是主要依据政府财力确定,然而考核标准中的服务数量和质量则根据支付标准确定,实践中服务提供者只能"因菜做饭",很难真正保证服务质量。因此,应科学测算不同地区单位人口的支付水平,根据人群的实际健康需求制定补助标准,优化支付方式,对服务提供者的行为进行有效激励。

五、脆弱人群的健康可行能力欠缺影响其受益公平

由于健康被视为一种人类可行能力,脆弱人群在基本公共卫生服务受益方面存在受益差异,主要原因是其疾病防御能力低下背后的健康可行能力低下。脆弱人群表达基本公共卫生服务需求的意愿不强,没有作为主体的意识真正参与和融入服务项目的过程之中,导致其真正需求难以被发现,他们普遍认为基本公共卫生服务是一种国家免费赠送的福利,有时间就利用没时间不利用也不可惜,因而对基本公共卫生服务的利用比较被动。脆弱人群健康状况和健康服务可及性是衡量和评价一个国家或地区健康公平程度的重要内容。有研究显示,脆弱人群的健康状况较差,且卫生服务的可及性和可得性也较差。对农村和欠发达地区增加同等数额的财政投入能产生比发达地区更大的边际健康产出效益。全民健康覆盖所面临的挑战是如何在覆盖的广度基础上扩大覆盖的深度。在服务覆盖广度已经达到一定程度之后,脆弱群体的覆盖深度问题更值得关注,特别是由于城市化进程中大量流入城市的流动人口信息监测难度大、依从性差、基层卫生服务人员畏难等原因,使得这些人群较难利用基本公共卫生服务。有研究表明,流动人口因流动性大,很难进行定期健康检查、规范预防接种和相关疾病管理,其传染病发病率与传播率相对较高;同时流动人口对居住地卫生资源和健康知识的获取能力弱,提供的健康教育也很难及时获得。综上,对脆弱人群而言,因为健康可行能力欠缺,往往导致其享受基本公共卫生服务的机会丧失,进而演变为虽然有免费提供的基本公共卫生服务却因没有能力利用而无法满足健康需求。健康可行能力视角提示我们应把注意力从关注健康防御能力低下转向健康可行能力,增进脆弱人群的基本公共卫生

服务受益公平。

第二节　实现增进基本公共卫生服务公平的策略

一、基本公共卫生公平理论框架提供系统性的研究范式

在本研究所构建的理论框架中,全民健康覆盖的核心内涵体现在基本公共卫生服务从起始到过程到结果的各环节,各环节之间联系紧密、相互机制显性,能够充分体现出财政投入、服务提供和健康覆盖的系统性和整体性。同时,将既往关于公共卫生服务公平的要素进行了整合,并突破了既往片段化的研究范式。理论框架有助于识别基本公共卫生服务多维不均衡的客观差异,并以差异的系统性和层次化作为促进公平的出发点,理论框架的内部逻辑、作用路径的初步探索为后续相关研究提供思路,而各公平要素关键变量会加强后续基本公共卫生服务公平政策分析等研究的整体性和系统性。当然,未来基本公共卫生服务公平研究除了考虑系统内部的公平要素之外,还要考虑系统外环境的公平要素推动对系统公平的影响。本框架仅是"管窥之见",尚待进一步延展完善。

二、进一步完善筹资公平机制,促进不同地区财政支出公平

财政投入是实现公平目标最为重要的政策条件,是基本公共卫生服务体系运行的动力。针对不同地区承担基本公共卫生服务财政支出负担显现高支出负担和高支出负担区域同质聚集,低支出负担和低支出负担区域同质聚集的问题,首先,可以通过实施服务券制度和完善转移支付制度来破解,同时由中央财政设立流动人口基本公共卫生服务专项基金来保证其基本公共卫生服务经费得到保障。其次,建立与服务质量挂钩的补偿模式,促使基层医疗卫生机构形成只有提供高质量的公共卫生服务才能获得财政补偿的理念,实现政府对供方的补偿从机会公平向实质公平转变,从增加提供数量向提供高质量服务转变。再次,探索基于不同层次"基本"的分类补偿制度,目前的筹资制度是国家统一标准的均等投入机制,但现实的情况仍然是经济实力强的省份和地区有更多的财力和物力投入到基本公共卫生服务,而对于健康需求更为急迫的欠发达省份和地区却没有更多的财力投入,因此会产生累退效应,经济发达地区通过增加投入和服务项目逐步拉大与其他地区

的差距,因此,通过重新建立与地区经济发展水平相匹配的不同层次的"基本"分类,不同地区可在能力范围内选择更高层次的基本服务项目以满足居民不同的健康需求。

三、优化基层组织资源组合方式,增进服务提供公平

组织资源包括组织的物力、人力、财力等所有可用于提供服务的资源。基层医疗机构需要通过获取、配置和使用各种资源而形成核心能力,并在基本公共卫生服务提供过程中加以运用。适应居民对不同层次需要所达到的资源组合形式,可以使公共卫生资源被充分有效利用,增进基本公共卫生服务提供公平。

在服务资源配置方面,基层服务项目不断增多,导致现有服务人员的工作负担不断增加,因此基本公共卫生人力配置的主要问题包括基层公共卫生人力不足和服务质量不稳定两个方面。要解决这两方面问题,首先,从源头增加适应基本公共卫生服务项目发展需要的高质量人才队伍的供给,扩大公共卫生专业领域人才的招生规模,特别是疾病控制与预防、健康管理等多方面复合型人才的培养,同时通过开展公共卫生服务专业技术能力培训等方式扩充公共卫生服务队伍的数量。其次,综合人口分布和地理空间因素测算符合地域特征的公共卫生人力资源配置标准,结合多维度设置更为公平的区域基层公共卫生人力配置方案,提高地理可及性,促进基层公共卫生人力资源分布均衡,缩小地区内部差异。再次,制定因地制宜的公共卫生人才政策支持体系,向低发展水平地区倾斜,建立有效的激励机制吸引和留用优质公共卫生人员。最后,由于基本公共卫生服务工作可替代性强,现实中存在大量非专业人员从事该工作,可以就现实情况探索跨区域的流动与转岗培训机制,经培训合格后,补充到服务岗位上。

在服务内容方面,根据服务需求的变化,增加服务内容供给的适配性。受社会经济发展水平、人口特征、健康状况及文化等多方面因素影响,居民对基本公共卫生服务的需求也相应地发生了变化。所以,服务项目内容需要根据居民健康需求的变化进行动态调整。应综合考虑不同区域的社会经济、人口、文化、健康状况等因素对公共卫生服务需求的影响,制定与需求相适应的基本公共卫生服务项目内容,改变目前的行政性配置方式,以需求为导向,从公平价值观入手设计服务项目内容,推动公共卫生领域供给侧结构性改革,提升供需双方的适配度。

在服务方式方面,应完善政策制度支撑,保障服务提供的主动性。首先,进一步完善服务规范的细则,明确服务参与各方的权责利,明确责任认定,根据不同项

目的不同服务方式精细化测算不同服务方式的工作量、交通成本、时间成本、技术成本等。其次，完善和细化补偿政策，降低服务提供者可能遭遇的经济风险，体现服务人员自身的技术价值，增强其主动服务的意愿。另外，为实现大规模的应用和共享，就互联网服务等新模式制定相应的基础硬件的购置技术标准和互联网服务操作指南，提高数据传输的兼容性和匹配性。

四、推动支付方式的优化及选择，激励服务提供行为

支付方式影响着基层卫生机构和服务人力的供给行为，而且对资源配置、服务质量产生影响，进而影响到服务过程中的公平。

应针对不同地区基本公共卫生服务成本进行分析与测算，不仅要对服务中具体项目的微观成本进行测算，还要从宏观层面比较从事基本公共卫生服务的人工成本与从事医疗服务人工成本或者其他行业人工成本之间的差异，从而为基本公共卫生服务补偿政策提供可靠的依据。我国基层卫生服务机构的支付方式主要有按人头支付与按绩效支付结合、薪金制与按服务项目支付结合、按人头支付与按服务项目支付结合，支付方式的选择应与当地的社会经济发展状况、健康问题相适应，更要与具体的服务种类相匹配，对于群体服务，如健康教育与健康促进、突发公共卫生事件报告等可以采用按人头补偿的方式，对于有明确的岗位职责和清晰的、能够核定工作量的服务项目，可以根据不同岗位所承担的工作数量和工作质量确定相应的补偿标准。

目前服务对象的角色被定位为被动的接受者，居民的主动选择权利被忽视。允许居民跨越合理区域自主选择服务机构来调动服务对象的积极性，把服务的选择权交给需方，有利于提高居民对服务的满意度，提升利用率。改变按辖区常住人口数支付补助经费的方式，实行按实际服务数量拨付资金的购买方式，这种资金支付方式的转变，能极大地提高资金使用效益。

五、提高公众参与意愿，增进服务受益公平

卫生政策可以通过人群干预改变个体的行为，通过个体行为的改变，促进参与和利用，进而促进基本公共卫生服务受益公平。由于基本公共卫生服务重在健康预防，并不能立刻产生非常明显的效果，因而居民对基本公共卫生服务的利用比较被动。如果居民的真正需求没有被发现，服务供给的适配性就会变差，进而基本公共卫生服务受益水平就会下降。服务类基本公共卫生服务项目具有提供和利用同

时进行的特点,需要供需双方的共同参与。因此,可以通过赋权给居民,让居民参与到基本公共卫生供给决策中,让居民根据实际需求自行决策基本公共卫生服务的种类,表达自己的健康需求,不仅可以提高居民利用基本公共卫生服务的程度,还能提高公共卫生资源的适配度。其次,若居民认为参与基本公共卫生服务的收益大于付出的成本,参与意愿则会增加,此时,应加大健康教育和宣传,让居民认识到参与基本公共卫生服务对于疾病预防和降低疾病经济风险的潜在收益,从而成为服务的主动利用者。最后,通过改善信息传播方式提高居民对基本公共卫生服务的知晓率,居民只有充分了解公共卫生服务的内容和提供的方式才能更好地参与,信息传播的方式直接影响居民参与的深度、广度和效度。根据信息传播理论,在信息传播过程中若以家庭为单位,只要找到家庭中信息来源和传播的"核心人",就能实现"1+X"的传播效果,即信息传达至核心个人就等于传播到了整个家庭。基于此,可以在中青年人使用最多的新媒体载体上,持续性地投入有关基本公共卫生服务政策等方面的内容,使家庭中的"核心人"能迅速全面地了解这些服务,并主动向家庭中其他成员进行传播,使基本公共卫生服务信息传播从被动转化为主动,从线性模式转化成波动模式。

六、提升脆弱人群的健康可行能力,促进服务结果公平

结果公平不仅要使最脆弱者摆脱服务受益的不公平状态,在本质上更是增强他们服务利用的内生动力,通过自身健康可行能力的提高和改善,最终实现结果公平。首先,在制度上赋予脆弱人群健康的权利和机会。通过各种法律制度的完善,赋予脆弱人群各项平等的健康权利,使其最终获得自我健康维持和发展的能力,在本质上确立脆弱人群的参与主体地位,以此增强他们参与健康维护的内生动力。其次,通过财政专项转移支付政策,保障脆弱人群基本公共卫生服务供给的资金需要。由于健康教育对个体健康素养的提升作用明显,特别是脆弱人群的健康教育可以重点从健康生活方式和健康技能两个维度,综合运用整合服务资源、提供健康教育、提高基本公共卫生服务精准供给等方式,针对不同特征脆弱人群开展健康教育和健康促进,提高脆弱人群的健康可行能力。最后,在制度设计上,应针对流动人口基本公共卫生服务连续性机制开展相应的研究,针对其流动性质设计相应的打破区域界线的支付方式和服务机制,落实跨区域流动人口健康管理责任以及流入地与流出地健康管理协调机制,建立定期会商制度,推动政策衔接。完善流动人口信息动态采集机制,借助数据手段优化流动人

群的登记服务,提高流入地登记的及时性和准确性,并实现信息共享,及时合理配置基本公共卫生服务供给。通过基本公共卫生服务信息化建设,由静态管理向动态管理机制转变,利用脆弱人群健康档案监测并及时更新健康数据,改善脆弱人群基本公共卫生服务需要、需求和服务可及性,满足他们的健康需求,实现全民健康覆盖的健康结果公平。最后,通过健康教育、服务资源的整合、服务部门的协同,共同提升脆弱人口健康可行能力。

参考文献

［1］World Health Organization. The world health report 2013：research for universal health coverage［R］. Geneva：World Health Organization,2013：7.

［2］WHO and World Bank. Monitoring progress towards universal health coverage at country and global levels：a framework［EB/OL］.［2013-12-25］.

［3］柏拉图. 理想国［M］. 郭斌和,张竹明,译. 北京：商务印书馆,1986.

［4］约翰·罗尔斯. 作为公平的正义：正义新论［M］. 姚大志,译. 上海：上海三联书店,2002.

［5］罗纳德·德沃金. 至上的美德：平等的理论与实践［M］. 冯克利,译. 南京：江苏人民出版社,2007.

［6］A.J.M 米尔恩. 人的权利和人的多样性——人权哲学［M］. 夏勇,译. 北京：中国大百科全书出版社,1995：7.

［7］阿马蒂亚·森. 贫困与饥荒——论权利与剥夺［M］. 王宇,王文玉,译. 北京：商务印书馆,2001.

［8］迈克尔·沃尔泽. 正义诸领域：为多元主义与平等一辩［M］. 褚松燕,译. 南京：译林出版社,2002.

［9］Adams J S. Towards an understanding of inequity［J］. The Journal of Abnormal and Social Psychology,1963,67(5)：422-436.

［10］马克思. 马克思恩格斯选集：第一卷［M］. 北京：人民出版社,1995.

［11］Grout P A,Slevens M. The assessment：financing and managing public services［J］. Oxlord Review of Economic Policy,2003,19(2)：215-234.

［12］Gazzeh K,Abubakar I R. Regional disparity in access to basic public services in Saudi Arabia：A sustainability challenge［J］. Utilities Policy,2018,52.

［13］Jacobs B,Sam Oeun S,Ir P,et al. Can social accountability improve access to free public health care for the poor? Analysis of three Health Equity Fund configurations in Cambodia, 2015 - 17 [J]. Health Policy Plan, 2020, 35 (6): 635-645.

[14] Gazley B, LaFontant C, Yuan D C. Does coproduction of public services support government's social equity goals? The case of U. S. State Parks [J]. Public Administration Review, 2020, 80 (3) : 349-359.

[15] 严明明, 尹华. 理解公共服务公平性的六个维度 [J]. 长春师范大学学报, 2015, 34 (1) : 7-10.

[16] Chitah B M, Chansa C, Kaonga O, et al. Myriad of health care financing reforms in Zambia : have the poor benefited? [J]. Health Syst Reform, 2018, 4 (4): 313-323.

[17] Hajizadeh M, Connelly L B, Butler J. Health policy and equity of health care financing in Australia : 1973—2010 [J]. Review of Income and Wealth, 2014, 60 (2): 298-322.

[18] Aji B, Mohammed S, Haque M A, et al. The dynamics of catastrophic and impoverishing health spending in Indonesia : how well does the Indonesian health care financing system perform? [J]. Asia Pac J Public Health, 2017, 29 (6): 506-515.

[19] 李丽清, 钟蔓菁, 易飞, 等. 我国卫生筹资水平的公平性分析 [J]. 中国卫生经济, 2018, 37 (1) : 57-61.

[20] 费舒, 秦江梅, 刘涵, 等. 我国西部典型地区卫生筹资公平性实证分析 [J]. 中国卫生经济, 2017, 36 (12) : 67-69.

[21] 张歆, 刘忠卫, 刘国祥, 等. 基层医疗机构政府补助受益公平性分析 [J]. 中国初级卫生保健, 2018, 32 (8) : 9-10+13.

[22] Mackenbach J P, Stirbu I, Roskam A J, et al. Socioeconomic inequalities in health in 22 European countries [J]. N Engl J Med, 2008, 358 (23) : 2468-2481.

[23] Pool U. Socioeconomic inequalities in lifestyle-related health outcomes [J]. Lancet Public Health, 2019, 4 (2) : e85.

[24] 雷鹏, 冯志昕, 丁荆妮, 等. 中国医疗资源配置与服务利用现状评价 [J]. 卫生经济研究, 2019, 36 (5) : 52-57.

[25] 中华人民共和国国家统计局. 中国统计年鉴 (2014—2018) [M]. 北京 : 中国统计出版社, 2018.

［26］张涛,孙立奇,李书婷,等. 我国公共卫生资源配置的公平与效率分析——基于 HRAD 和 DEA 的研究［J］.中国卫生政策研究,2017,10(9):57-62.

［27］陈静静,周波. 2015—2018 年我国专业公共卫生机构卫生资源公平性分析［J］. 中国公共卫生管理,2021,37(1):22-26+36.

［28］李丽清,赵玉兰,周绪,等.我国卫生人力资源配置现状及其公平性分析［J］.中国卫生经济,2020,39(11):44-48.

［29］吴倩倩,尹文强,林经纬,等. 我国全科医生配置与居民利用服务现状评价研究［J］. 中华医院管理杂志,2018,34(7):547-551.

［30］Tian M,Wang H,Tong X,et al. Essential public health services' accessibility and its determinants among adults with chronic diseases in China［J］. PLoS One,2015,10(4):e0125262.

［31］石光. 概念、政策与策略:我国如何实现全民健康覆盖的目标［J］. 卫生经济研究,2013(10):6-8.

［32］郭振友,吴侃,应国英,等. 农民卫生服务利用与受益公平性分析——基于广西桂林的调查［J］. 医学与哲学,2017,38(2):49-52.

［33］蔡娇丽,张力. 社会经济地位与老年健康不平等——基于生命历程视角的研究［J］.新视野,2020(6):99-107.

［34］李相荣,李汶广,沈晓奕,等. 我国城乡居民卫生服务利用公平性纵向分析［J］.中国药物经济学,2018,13(10):19-22.

［35］第 70 届世界卫生大会:陈冯富珍呼吁减少卫生方面的"不平等现象"［EB/OL］.［2017-05-23］.

［36］Addressing inequalities on the road to /c1002-29294435. htmlices' Acce［EB/OL］.［2017-12-04］.

［37］Onarheim K H,Melberg A,Meier B M,et al. Towards universal health coverage: including undocumented migrants［J］. BMJ Glob Health,2018,3(5):e001031.

［38］Langlois E V,Straus S E,Antony J,et al. Using rapid reviews to strengthen health policy and systems and progress towards universal health coverage［J］.BMJ Glob Health,2019,4(1):e001178.

［39］Marten R, McIntyre D, Traversos C, et al. An assessment of progress towards universal health coverage in Brazil, Russia, India, China, and South Africa (BRICS)［J］. Lancet,2014,384(9960):2164-2171.

［40］Reddock J R. Seven parameters for evaluating universal health coverage: Including supply-and-demand perspectives [J]. Int J Healthcare Man, 2017, 10(3): 207-218.

[41] Acharya M. Universal health coverage as a distinct sustainable development goalstarget: dispelling doubts and underlining implications [J]. Front Public Health, 2015, 3:238.

[42] Hassen N, Tyler I, Manson H. Influence of revised public health standards on health equity action: a qualitative study in Ontario, Canada[J]. Int J Equity in Health, 2017, 16(1):187.

[43] 迟垚, 吴群红, 郝艳华, 等. 全民健康覆盖实现程度的国际比较[J]. 中国卫生资源, 2016, 19(5): 363-366+379.

[44] 钟正东, 蒋俊男, 辛艳姣, 等. 全民健康覆盖下服务覆盖测量的发展、框架与启示[J]. 卫生经济研究, 2019, 36(6):9-12.

[45] 李飞翔. 我国城乡基本医疗服务公平性研究——基于泰尔指数法[J]. 劳动保障世界, 2018(11):20-21.

[46] 朱金鹤, 李放, 崔登峰. 实现基本公共卫生服务均等化的国内外实践经验借鉴[J]. 中国卫生事业管理, 2013, 30(2):84-86.

[47] 许建强, 郑娟, 李佳佳, 等. 全民健康覆盖下城乡家庭灾难性卫生支出测量及差异分析[J]. 卫生经济研究, 2019, 36(3):35-38.

[48] 杨素雯. 流动人口健康管理服务的特征及优化对策[N]. 中国人口报, 2018-11-14(3).

[49] Jin M, Liu L, Tong D, et al. Evaluating the spatial accessibility and distribution balance of multi-level medical service facilities [J]. Int J EnvironRes Public Health, 2019, 16(7):1150.

[50] Shaweno D, Karmakar M, Alene K A, et al. Methods used in the spatial analysis of tuberculosis epidemiology: a systematic review[J]. BMC Med, 2018, 16(1):193.

[51] 孙玉凤, 徐凌忠, 刘鸿宇, 等. 政府公立医疗机构补助受益归属分析方法探索性研究[J]. 中国卫生经济, 2015, 34(12):5-7.

[52] Li T, Lei T, Xie Z, et al. Determinants of basic public health services provision by village doctors in China: using non-communicable diseases management as an example[J]. BMC Health Serv Res, 2016, 16:42.

[53] 林长云, 衣保中. 政府卫生投入、空间分布与公平性研究——基于历史数据的集中指数法分析[J]. 兰州大学学报(社会科学版), 2019, 47(6):174-179.

［54］党洁. 政府财政补助受益归属方法分析［J］.管理观察,2020(3):36-37.

［55］Nygren-Krug H. The right(s) road to universal health coverage ［J］. Health Hum Rights,2019,21(2):215-228.

［56］Norman D. Just health care［M］.New York:Cambridge University Press,1985:17.

［57］郝模. 卫生政策学［M］. 北京:人民卫生出版社,2005:10-12.

［58］Jiang J, Zhang X. Social transition and health inequality in China:an age-period-cohort analysis［J］. Public Health,2020,180:185-195.

［59］The Lancet Public Health. Public health in China:achievements and future challenges［J］. Lancet Public Health,2018,3(10):e456.

［60］Tang S,Long C,Wang R,et al. Improving the utilization of essential public health services by Chinese elderly migrants:Strategies and policy implication［J］. J Glob Health,2020,10(1):010807.

［61］Lu C,Zhang Z,Lan X. Impact of China's referral reform on the equity and spatial accessibility of health care resources:a case study of Beijing［J］. Soc Sci Med, 2019,235:112386.

［62］祝仲坤,郑裕璇,冷晨昕,等. 城市公共卫生服务与农民工的可行能力——来自中国流动人口动态监测调查的经验证据［J］. 经济评论,2020,3:54-68.

［63］Chen P,Li F,Harmer P. Healthy China 2030:Moving from blueprint to action with a new focus on public health［J］. Lancet Public Health,2019,4(9):e447.

［64］Zhang J, Lin S, Liang D, et al. Public health services utilization and its determinants among internal migrants in China:evidence from a nationally representative survey［J］. Int J Environ Res Public Hralth,2017,14(9):1002.

［65］张学波,马相彬,张利利,等. 嵌入与行动者网络:精准扶贫语境下扶贫信息传播再思考［J］. 新闻与传播研究,2018,25(9):30-50+126.

后 记

　　本书是重庆市人文社科重点研究基地医学与社会发展研究中心、重庆医科大学公共卫生与管理学院省级重点学科支持的项目研究成果之一。从 2016 年 9 月至今，经过近五年时间的笔耕不辍和反复打磨，终于成功付梓。

　　写作此书的过程中，在华中科技大学医药卫生管理学院张亮教授的指导下，我不仅完成了基于全民健康覆盖的基本公共卫生公平研究方面的初步探索，更为重要的是，老师的指引使我吸纳了许多中外学者们的研究精髓，学者们充满智慧的思想为我更好地理解什么是公共服务公平以及如何提升基本公共卫生公平提供了较为丰富的理论素材。张亮老师对卫生管理研究投入的热忱，学术上的深耕，学识上的严谨以及饱含于心的家国情怀使我更加明确和理解了作为一个学者的真正使命，这会使我终身受益，在此，向老师表示最诚挚的感谢。

　　在本书撰写过程中，还得到了多方力量的支持和帮助，在此对他们表示真诚的感谢。感谢重庆医科大学公共卫生与管理学院邱景富教授、郑泽莉书记、蒲川教授、钟晓妮教授、何俊琳教授的关心和鼓励；感谢复旦大学公共卫生学院郝模教授在学术思维和方法上的指导和点拨；感谢学院老师和同学们的无私帮助；感谢重庆医科大学省级重点学科公共管理学科为本书出版提供的政策支持，正是因为有了这些理解、支持和帮助，我的研究才能顺利开展，本书才能顺利出版。

　　本书在写作过程中参考了大量的国内外学术资料，在此，向作者们表示真诚的谢意。向为本书付出辛勤劳动的编辑们表示真诚的谢意。

　　尺之木必有节目，寸之玉必有瑕疵。尽管我竭智尽力，仍然不能避免某些观点、结论有失偏颇，甚至纰缪之处，敬请专家、学者、广大读者不吝指正！

陈　菲

2021 年 11 月